再発・悪化を防ぐ安心ガイドシリーズ

手術後・退院後のベストパートナー

大腸がん

病後のケアと食事

上野 秀樹 監修
防衛医科大学校外科学講座教授

法研

はじめに

　日本人のがん罹患率は、高齢化に加えて食生活の欧米化や運動量の低下といった生活習慣の変化の影響を受けて次第に高くなっています。特に大腸がんの罹患数は急上昇しており、最新のがん統計では、男性と女性を合わせた大腸がんの罹患率が胃がんや肺がんを超えて最も高いことが報告されています。現在のところ確実な予防方法は見つかっておらず、今後もこの傾向は続くと考えられています。

　大腸がんの最も基本的な治療法は切除です。早期がんの一部には内視鏡治療で治療が完結するものもありますが、大部分の患者さんでは手術が治療の第一選択肢となります。外科医として多くの患者さんの手術に携わってきましたが、手術後に最も多いご質問は日常生活の留意点に関するものです。標準的な手術を受けられた大腸がんの患者さんは20cm程度の大腸が切除されますので、期間の長短は別として、手術後には何らかの食事摂取の制限を受けます。これは術後の腸管運動の回復を待つことや、つなぎ合わせた部位の安静を保つことが目的なのですが、退院を目前に控えた患者さんやご家族がまず心配されることが、帰宅後の食事です。

　特に直腸がんの患者さんでは排便の状況が術前とは大きく変化しますし、食欲不振や下痢は、術後に抗がん剤治療を受けられる患者さんがしばしば悩まれる代表的な副作用です。ここでも、食事は患者さんにとって深刻な問題となります。手術後の食事の留意点に多くの紙面を割いている本書を通じて、このような食事に関する患者さんの悩みが解消されることを期待しています。

　患者さんやご家族に、大腸がんの医療に関する正しい知識、的確な情報をお持ちいただくことの重要性は言うまでもなく、日々の診療に携わる中で、こうした知識や情報を適切にお伝えすることの大切さを深く認識して

おります。現在受けられているご自身の治療の内容や今後の治療の選択肢を適切に理解することは、医療者と良好なコミュニケーションをとる基盤となり、良い治療を受ける第一歩となりましょう。また、手術後の経過で直面する種々の問題への対応策を理解しておくことは、安心して治療を継続する上で重要なことだと思います。

　本書は手術後の食事の留意点に関する内容を第1章に据え、第6章までに大腸がんの基礎知識、具体的な治療方法の解説、手術の後遺症や薬物療法の副作用への対策、手術後の日常生活の留意点、行政の行っているサービスなど、患者さんやご家族が手術後に必要となる知識・情報が網羅されています。患者さんやご家族の方々のために直接、役に立つ書物の監修に携わることができましたことは大きな喜びです。本書がひとりでも多くの大腸がんの患者さんの良好な術後経過や生活の質の改善に貢献いたしますことを心より祈念いたします。

防衛医科大学校外科学講座教授　**上野秀樹**

●本書の特長

　病後のケアにおいては食事が大事です。手術後の食事の摂り方については退院後の期間別に、さらには化学療法中の方に向けて、主食、汁物、主菜、副菜、間食に分け、オススメのレシピを紹介してるのでお役立てください。

　また、病気と治療についての一般知識、病後の後遺症と化学療法の副作用については第2、3章で確認しておいてください。食事ばかりではなく自宅に戻ってからの体調管理は第4章を参考にしてください。ストーマのケアについては、第5章をご覧ください。お金の問題も気になりますね。最終章では支援が受けられる手続きのいろいろを、具体的に申請できるように紹介しています。

　本書を大腸がんの病後のケアにお役立てください。

大腸がん 病後のケアと食事

はじめに …………………………………………………………… 2

第1章
手術後の食事のとり方とレシピ

手術の影響と食べ方の基本……………………………………………10
体調に合わせて通常の食事に戻していく……………………………12
「食べてはいけないもの」はない……………………………………14
不調を感じるときの食べ方……………………………………………16

退院後1〜2カ月ごろまでのおすすめレシピ ………………………18

●主食
主食1 卵のあんかけおかゆ　19
主食2 フレンチトースト　20
主食3 鶏肉入り煮込みうどん　21

●汁もの
汁もの1 かぼちゃのポタージュ　22
汁もの2 鶏そぼろとすりおろしかぶのみそ汁　23
汁もの3 なすととうがんのスープ　24
汁もの4 豆腐のすいとん　25

●主菜
卵の主菜1 半熟卵と野菜のやわらか煮　26
卵の主菜2 トマ玉炒め　27
お肉の主菜1 煮込みハンバーグ　28
お肉の主菜2 鶏肉と野菜の治部煮　29
魚介の主菜1 たらのさっと煮　30
魚介の主菜2 ほたてのクリーム煮　31
豆腐の主菜1 豆腐のおかかピカタ　32
豆腐の主菜2 豆腐ときゅうりの
　　　　　　 中華風ケチャップ炒め　33

●副菜
副菜1 たっぷり野菜の白あえ　34
副菜2 高野豆腐と小松菜の煮びたし　34
副菜3 ゆで白菜の浅漬け　35
副菜4 ゆでキャベツの納豆あえ　35

●間食
間食1 ヨーグルトのフロマージュ・ブラン　36
間食2 クリームチーズのディップ　37
間食3 ももミルクゼリー　37

退院後2カ月以降のおすすめレシピ　　38

●主食
主食1　豚玉丼　39
主食2　スクランブルエッグのベーグルサンド　40
主食3　コーンクリームパスタ　41

●主菜
お肉の主菜1　ささみのピザ風　42
お肉の主菜2　豚薄切り肉と白菜の重ね蒸し　43
お肉の主菜3　牛肉とじゃがいものフライパン蒸し　44
魚介の主菜1　いわしのハーブレモンマリネ　45
魚介の主菜2　さけの塩こうじ焼き　46
魚介の主菜3　えびと白菜のうま煮　47

卵や豆腐の主菜1　辛くない麻婆豆腐　48
卵や豆腐の主菜2　納豆オムレツ　49

●副菜
副菜1　トマトとモッツァレラのサラダ　50
副菜2　ゴーヤののり佃煮　50
副菜3　ゆでキャベツのコールスロー　51
副菜4　すりおろしれんこんのおやき　51

●間食
間食1　レンジあんころもち　52
間食2　バナナヨーグルトアイス　52
間食3　野菜チップス　53

化学療法中のおすすめレシピ　　54

●食欲不振のときに
1　うどん入り茶碗蒸し　55
2　豆腐入り炊き込みごはん　56
3　ごま風味の甘酒　57

●味覚異常があるときに
塩やしょうゆの味を不快に感じるときに1
　丸ごとかぶのかにあんかけ　58
塩やしょうゆの味を不快に感じるときに2
　ミニトマトのピクルス　59
味を感じにくいときに1
　めかじきのカレームニエル　60
味を感じにくいときに2
　ソース焼きうどん　61

●吐き気・嘔吐があるときに
1　リンゴのコンポート　62
2　ゆずおろしやっこ　63

●飲み込みにくい・むせやすいときに
1　たらのスープ煮　にんじんソース　64
2　やわらかマッシュかぼちゃのサラダ　65

●不調別・お助けレシピ
便秘　豚しゃぶのオクラだれ　66
便秘　長いものだし煮　67
便秘　ブロッコリーとアボカドの和風サラダ　67
下痢　とろろうどん　68
下痢　煮やっこ　69
下痢　ミネストローネ　69
ガスや便のにおいが気になる
　納豆のあえそうめん　70
ガスや便のにおいが気になる
　りんごとヨーグルトの冷たいスープ　71
ガスや便のにおいが気になる
　抹茶の香り豆乳甘酒　71

大腸がん　退院後の食事Q&A　　72

第2章
大腸がんの治療と病気の基礎知識

- 大腸がんの発生と進行のしかた …………………………… 74
- 大腸がんの病期と治療の進め方 …………………………… 76
- 早期のがんに対して行われる内視鏡治療 ………………… 78
- 大腸がん治療の基本となる手術療法 ……………………… 80
- 人工肛門（ストーマ）の造設術 …………………………… 82
- 大腸がんで心配される術後の合併症 ……………………… 84
- 大腸がん治療における放射線治療 ………………………… 86
- 進化する薬物療法 …………………………………………… 88
- 第4の治療法として期待される免疫療法 ………………… 90

第3章
手術の後遺症と薬物療法の副作用への対応

- 手術の後に起こる腸閉塞 …………………………………… 92
- 排便機能障害への対応 ……………………………………… 94
- 排尿機能障害や性機能障害への対応 ……………………… 96
- 抗がん剤で心配される副作用のいろいろ ………………… 98
- 主な副作用のセルフケアのしかた ………………………… 100

第4章
体調を整える手術後の生活のしかた

自宅に戻ってからの生活の注意 …… 104
体調管理の基本は生活リズムを整えること …… 106
排便の悩みは少しずつ改善されていく …… 108
入浴の際に気をつけること …… 110
適度な運動は体力の回復に欠かせない …… 112
質のよい睡眠をとるために …… 114
不安な気持ちとどう向き合っていくか …… 116
患者さんの家族にできること …… 118
職場復帰のための準備 …… 120
術後最低5年間は定期検査を欠かさない …… 122
Column 化学療法中の生活で心がけたいこと …… 124

第5章
人工肛門を選んだ方のケア

入院中にしっかり人工肛門のケアに慣れる …… 126
ストーマ装具の正しい装着のしかた …… 128
ストーマと周辺の肌トラブル …… 130
人工肛門での生活の注意点 …… 132
Column オストメイトの会で情報交換を …… 134

第6章
経済的な支援を受ける手続きのすべて

がんになると経済的な負担が大きくなる……………………… 136
大腸がんで利用できる公的サービス ……………………… 138
高額の医療費負担を軽減する制度 ………………… 140
高額療養費の申請のしかた………………………………… 142
「限度額適用認定証」制度と利用のしかた …………………… 144
長期間休んだら支給される傷病手当金 ……………………… 146
医療費控除で所得税の負担を軽くする ……………………… 148
人工肛門を造設したら障害者手帳を申請しましょう ……………… 150
「身体障害者手帳」の申請の手続き ……………………… 152
身体障害者手帳を取得して受けられるサービス ……………………… 154
著しい障害が残ったら障害年金を申請できる ……………… 156
障害年金でもらえるのはどのくらい? ……………………… 158
障害年金の請求のしかた……………………………………… 160
がんを保障する生命保険のいろいろ ……………………… 162

事例　わたしが術後に気をつけていること ……………… 164
　ケース1　Aさん(男性・56歳)
　病後のケアと再発予防は妻と2人3脚で ……………… 164
　ケース2　Bさん(女性・70歳)
　病気回復の秘訣は、やりたいことを楽しんですること ……… 168
　ケース3　Cさん(男性・47歳)
　術後に3人目の子が生まれたので、がんばらないと ……… 172

第1章

手術後の食事のとり方とレシピ

- 計量単位は、1カップ＝200mℓ、大さじ1＝15mℓ、小さじ1＝5mℓとしています。
- 電子レンジの加熱時間は600Wを目安にしています。機種によって多少の違いがありますので、様子を見ながら調節してください。
- とくに表記のない火加減は中火です。
- 材料、エネルギー量、食物繊維、塩分は原則として1人分を記載しています。ただし、「作りやすい分量」と記載したものについては、材料は作りやすい分量、エネルギー量、食物繊維、塩分は1人分としています。

レシピ・料理作成・栄養計算／大越郷子（管理栄養士）
執筆協力／野口久美子
撮影／松久幸太郎
撮影協力／UTUWA

手術後の食事のとり方とレシピ
手術の影響と食べ方の基本

大腸がんの手術後に多くの人が悩まされるのが、排便の異常です。排便が安定するまでは、腸に負担をかけない食事を心がけましょう。

●消化・吸収機能へのダメージは大きくない

食べたものはいったん胃にためられ、その後、小腸から大腸へと移動していきます。大腸のおもな役割は、小腸で栄養素を吸収されたものから水分を吸収し、便としてためておくこと。そのため、胃を切除した場合のように、食べられる量が極端に減ってしまったり、消化・吸収に大きな影響を及ぼしたりするわけではありません。

●術後しばらくは排便の状態などに合わせて食事を工夫

消化・吸収への影響が少ないとはいっても、術後しばらくは腸の機能が低下します。一時的に大腸での水分の吸収がスムーズにいかなくなるため、排便のコントロールがしにくい、おなかが張るなどの不調に悩まされることも少なくありません。腸の動きが安定するまでは、体調に応じた食べ方の工夫も大切です。こうした不調は時間の経過とともに治っていきます。排便が安定してくれば、術前と同じ食事がとれるようになります。

●腸閉塞を防ぐため、食べ過ぎや早食いを避ける

術後にもっとも注意したいのが「腸閉塞（92ページ）」です。腸閉塞が起こると便やガスが排出されずに腸の中にたまるため、おなかの張りや痛み、吐き気、げっぷ、嘔吐などの症状が現れます。

腸閉塞の予防には、食事に気を配ることがもっとも有効です。術後しばらくは食べ過ぎや早食いに注意。食物繊維が多く含まれる食品もとりすぎないようにしましょう。食事には時間をかけて、十分に咀嚼することを心がけることが大切です。

手術後、食事に注意が必要な理由

- 大腸での水分の吸収がうまくいかない
  → 軟便や下痢
- 大腸の動きが鈍くなる
  → 便秘
- 便をためておく機能が低下する
  → 排便の回数が増える
- 腸がふさがるような癒着が起こる
  → おなかの張り、腸閉塞

↓ 術後1〜2カ月

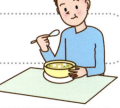

便のトラブルを予防・改善するため、腸に負担をかけない食事を心がける

↓

少しずつ術前の生活に応じた食事に近づけていく

↓ 排便が安定

術前と同じ食事をしてもよい

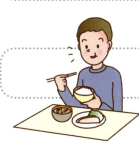

大腸がんの手術後、食事に気を配る必要があるのは、腸の働きが安定するまでの間の排便の異常や腸閉塞を防ぐため！

第1章 手術後の食事のとり方とレシピ
第2章 大腸がんの治療と病気の基礎知識
第3章 手術の後遺症と薬物療法の副作用への対応
第4章 体調を整える手術後の生活のしかた
第5章 人工肛門を選んだ方のケア
第6章 経済的な支援を受ける手続きのすべて

手術後の食事のとり方とレシピ

体調に合わせて通常の食事に戻していく

体調不良の原因になるので、食べ過ぎに注意。まずは1食の量を減らし、食事回数を増やします。食欲がない場合も、間食でエネルギー不足を補います。

●よくかんで、控えめに食べるのが基本

　退院直後は、まだ腸の働きが安定せず、排便のトラブルや腸閉塞などを起こしやすい時期。また、入院中の病院食から自宅での食事に切りかえることは、本人や家族にとってストレスにもなります。栄養バランスや食の好みなど、気になることがいろいろあるかもしれませんが、まずは「体に負担をかけない食事」を心がけましょう。**大切なのは、よくかんでゆっくり食べることと、食べ過ぎないこと**です。最初はやわらかく、刺激の少ないものがおすすめ。1食の量も控えめにしましょう。

●1日のなかで栄養バランスをとることを心がける

　回復を助けるためには、バランスよく食べることも大切です。理想は、ごはんやめんなどの「**主食**」、お肉や魚などタンパク質が豊富な食材を使った「**主菜**」、野菜がメインの「**副菜**」をそろえることです。ただし、毎食、完璧な食事を作るのは負担も大きいもの。1日のなかでバランスをとることを目標にすれば十分でしょう。

●1日3食に間食をとり入れても

　家庭での食事に慣れてきたら、体調を見ながら、食べる量や食材の種類を増やしていきます。排便が安定してきたら、食物繊維が多く含まれる食材も少しずつとり入れてみましょう。食欲があって食事だけではもの足りない場合や、反対に食欲がなく、食事の量が減ってしまった場合は、間食でエネルギー補給を。**間食は「おやつ」ではなく「食事」と考え**、不足しているエネルギーや栄養素を補えるものをとるようにするとよいでしょう。

術後の食べ方のポイント

よくかんでゆっくり食べる

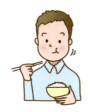

唾液は消化液の一種なので、よくかむことには消化を助ける効果がある。食べるペースが遅くなるため、満腹感も高まる

食べ過ぎない

少量　　間食

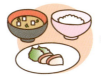 ＋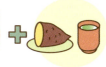

食べ過ぎは、おなかの張りや腸閉塞の原因になるので、1食の量は控えめに。食べたりない場合は、間食で補う

最初は刺激の弱い食材を中心に

脂肪　　辛いもの

排便のトラブルなどを防ぐため、まずは消化のよいものから。脂肪の多いものや辛いものも、最初のうちは控えめに

食物繊維が多い食材は少しずつとり入れる

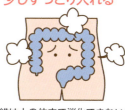

食物繊維は人の体内で消化できない成分。腸の働きが低下しているときにとり過ぎると下痢や便秘の原因に

栄養バランスを考えて

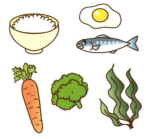

エネルギー源となる糖質、筋肉などの材料となるタンパク質に加え、ビタミンやミネラルの補給も心がける

ガスや便のにおいにかかわる食品にも注意

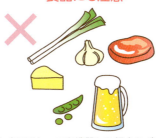

とくにストーマを造設した場合など、ガスや便のにおいが気になるときは、においを強くする食材を控えめに

こんな食材に注意！ ねぎ類、にんにく、肉類、チーズ、豆類、アルコールなど

第1章 手術後の食事のとり方とレシピ
第2章 大腸がんの治療と病気の基礎知識
第3章 手術の後遺症と薬物療法の副作用への対応
第4章 体調を整える手術後の生活のしかた
第5章 人工肛門を選んだ方のケア
第6章 経済的な支援を受ける手続きのすべて

手術後の食事のとり方とレシピ
「食べてはいけないもの」はない

食事の基本は、よくかんで適量を食べること。特定の食品を避ける必要はありませんが、腸に負担をかける食物繊維は少量からとり入れると安心です。

●体調に合わせて、無理なく食べられるものを選ぶ

　大腸がんの場合、術後に「食べてはいけないもの」があるわけではありません。術後しばらくの間、食事に注意が必要なのは、手術の影響で大腸の機能が低下するせいで下痢や便秘、おなかの張りといった排便のトラブルに悩まされることがあるためです。大腸の働きが安定するまでの期間を、できるだけ不調に悩まされずに乗りきることが目的です。

　そのため、「術後●カ月までは、○○を食べてはいけない」などの厳密な決まりはありません。消化がよく、刺激の弱いものを中心にした食事から始め、自分の体調に合わせて、無理なく食べられるものを食べるようにしましょう。ただし、「よくかむこと」と「食べ過ぎないこと」は必ず守りましょう。とくに、回復して食欲が増してきた時期には注意が必要です。

●食物繊維はとり過ぎに注意

　食べてはいけないわけではありませんが、食物繊維のとり方には、多少の注意が必要です。下痢や便秘を防ぐため、腸の働きが安定してくるまでは、食物繊維を多く含む食材は控えめにします。とくに退院直後は、野菜類も小さめに切り、煮込むなどしてやわらかく調理すると安心です。

●脂質や加工食品もとり過ぎに注意

　排便が安定するまでは、食物繊維のほか、脂質も控えめにしておきましょう。このほか、添加物や塩分を多く含む加工食品やアルコールなども、とり過ぎに注意が必要です。いっぽう、「肉食が再発の危険性を高める」という考えがありますが、それらは根拠に乏しく、タンパク質も術後の栄養源として重要ですから、バランスよく摂取することが大切です。

術後には控えめにしたほうがよい食材の例

肉	バラ、鶏の皮など、脂肪が多い部位
魚介	貝類、いか、たこ、すじこ、かまぼこ、干物、佃煮、塩辛　など
豆・いも類	大豆、枝豆、さつまいも　など
穀類	玄米、赤飯、雑穀類　など
野菜	ごぼう、たけのこ、ねぎ、れんこん、山菜類、きのこ、にんにく、みょうがなど、かたい繊維が多く含まれるもの
海藻	こんぶ、わかめ、ひじき、のり　など
くだもの	柑橘類、パイナップル、ドライフルーツなど、酸味が強いものやかたい繊維が多いもの
その他	こんにゃく、しらたき、からし、わさび、カレー粉、炭酸飲料、アルコール　など

手術後の食事のとり方とレシピ
不調を感じるときの食べ方

排便のトラブルがあったり、化学療法の副作用に悩まされたりするときは、「無理なく食べられるもの」で栄養補給をすることが大切です。

●便秘は規則正しい食事＆排便習慣で改善

　術後の便秘は、便を直腸へ送る大腸の動きが弱まるためなどに起こります。予防・改善の基本は、規則正しい食事と水分補給です。**食事は1日3回。とくに朝食は必ずとり、食後に排便の習慣をつけましょう。** また、水分が不足すると便がかたくなり、便秘につながることも。お茶やコーヒーには利尿作用があるため、**できれば水や白湯（さゆ）でこまめに水分補給をします。** 食物繊維を含む食材もある程度食べられるようになっているなら、野菜やくだものを多めにとってみましょう。ただし、一度に大量にとると腸の負担が大きくなるので、食べる量は体調に応じて調節します。

●下痢のときは水分補給が大切

　下痢をすると体の水分が失われるので、こまめに水分補給を。体に必要なミネラルを補えるスポーツドリンクを利用してもよいでしょう。ただし、冷たいものは腸を刺激するため、常温または温かい飲みものを選びます。食事は、消化がよく刺激が少ないものを中心に。**腸の負担を軽くするため、一度に食べる量を減らし、食事の回数を増やしましょう。**

●化学療法中の不調は、体調に応じて食べやすくする工夫を

　化学療法の副作用が強く現れる時期には、食欲が落ちたり、吐き気や味覚異常などのためにものを食べにくくなります。体力の低下を防ぐためには、食事からの栄養補給が欠かせません。エネルギー源となる糖質や、体をつくるタンパク質をとることを意識しつつ、体調に合わせて、食べやすい食事を工夫しましょう（54ページ～参照）。

不調のタイプ別・食事の注意

便秘
- 1日3食を基本に、規則正しく食事をとる
- 朝食後などに排便の習慣をつける
- 便をやわらかくするため、水分を十分にとる
- (体調に応じて)野菜やくだものを多めに食べてみる

不溶性食物繊維と水溶性食物繊維

食物繊維には、水に溶けない「不溶性食物繊維」と、水に溶ける「水溶性食物繊維」があります。
とり過ぎにとくに注意したいのは、不溶性食物繊維。ごぼう、れんこん、たけのこなど「かたい繊維」が多い野菜やきのこ類に多く含まれています。

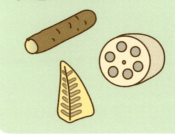

下痢
- 脱水を防ぐため、水分を十分にとる
- やわらかく、消化がよいものを食べる
- 冷たいものを避ける
- 一食の量を少なめにし、食事の回数を増やす

化学療法中の不調
食欲不振、吐き気・嘔吐、味覚異常、飲み込みにくい・むせやすいなど、副作用の現れ方は人によって症状が異なる。症状に応じて食事の工夫を(54ページ〜参照)。

おなかが張る
- 一食の量を少なめにし、食事の回数を増やす
- 早食いをしない

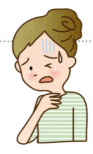

健康食品について

大腸がんの再発や進行を防ぐ食品、として販売されている健康食品は存在しますが、効果の根拠に乏しいものも多く、必ずしも専門家が推奨するものではありません。一般的な食材をバランスよく摂取することが大切です。

退院後1〜2カ月ごろまでのおすすめレシピ

退院直後は、心身ともに不安定になりやすい時期。まずは消化がよく刺激が少ないものからスタートし、様子を見ます。よくかんで食べる、ゆっくりとした食事のペースなどにも慣れていきましょう。

退院後1〜2カ月ごろまでの**調理のヒント**

腸の負担を小さくするため、食物繊維が多い食材は避け、やわらかく調理します。脂質が多いものやアイスクリームのように冷たいものも、控えたほうが安心です。

1 不溶性食物繊維が多い食材を避ける

ごぼうやれんこん、きのこなど、かたい繊維（不溶性食物繊維）を多く含む食材は避ける。

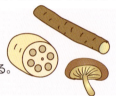

2 「かたい部分」をとり除く

なすやきゅうりは表面の皮をむく、トマトの薄皮をとり除く、など食物繊維を減らす工夫を。

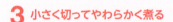

3 小さく切ってやわらかく煮る

野菜類は小さく切って繊維を断ち切り、さらにやわらかく調理することで腸の負担を減らす。

4 腸に負担をかける脂質は控えめに

脂質をとり過ぎないよう、煮る、蒸すなどを中心に。お肉は、脂肪の多い部位を避ける。

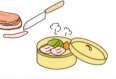

5 食欲がない場合は1日1200kcal〜を目安に

食欲がない場合も、1日1200kcalをとることを目標に。間食なども利用して、栄養補給を。

1日 1200kcal

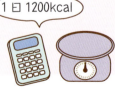

主食 食べやすく調理して、エネルギー源となる糖質を補給

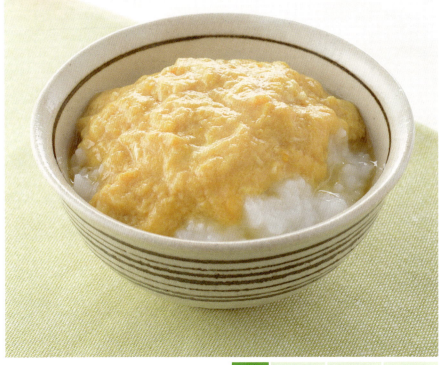

| 1人分 | 260 kcal | 食物繊維 0.2g | 塩分 2.0g |

主食1 卵のあんかけおかゆ

材料（1人分）

- おかゆ※ ……………………………… 220g
- 卵 ……………………………………… 1個
- Ⓐ［だし汁 …………………………… 80ml
　　酒、みりん、しょうゆ …… 各小さじ2
　　片栗粉 ……………………………… 小さじ1］

作り方

① 鍋にⒶを入れ、よく混ぜてから火にかける。混ぜながら加熱し、とろみがついてきたら1分ほど煮る。
② 溶きほぐした卵を少しずつ回し入れ、火を止める。
③ 器におかゆを盛り、②をかける。

※といだ米に5倍量の水を加え、炊飯器の「おかゆ炊き機能」で炊く。
　または、普通に炊いたごはんと同量の水を鍋に入れ、やわらかくなるまで煮る。

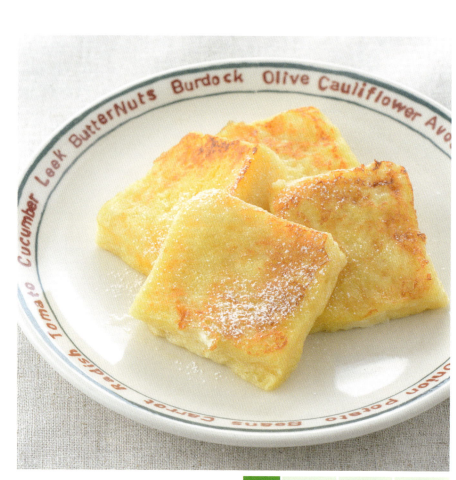

| 1人分 | 294 kcal | 食物繊維 1.0 g | 塩分 0.9 g |

フレンチトースト

材料（1人分）

食パン（6枚切り）……………1枚
Ⓐ ┌ 溶き卵……………………½個分
　├ 牛乳………………………¼カップ
　└ はちみつ…………………小さじ2
バター………………………………小さじ2
粉砂糖………………………………少々

作り方

① 食パンは耳を切り落とし、4等分に切る。
② Ⓐをよく混ぜ合わせてバットなどに流し入れ、①を加える。途中で何度か裏返しながら20分ほどなじませる。
③ フライパンにバターを熱し、②の両面をこんがりと焼く。
④ 器に盛り、粉砂糖をふる。

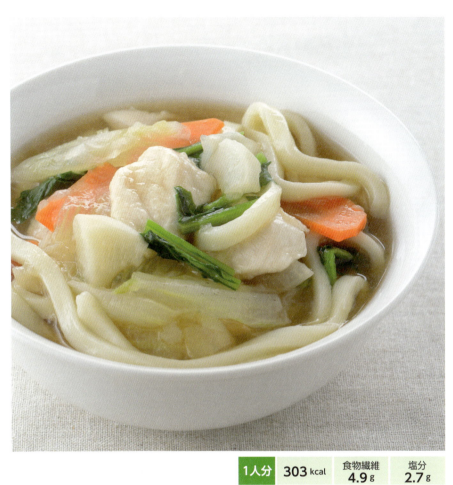

| 1人分 | 303 kcal | 食物繊維 4.9g | 塩分 2.7g |

主食3 鶏肉入り煮込みうどん

材料（1人分）

- ゆでうどん……………………180g
- 白菜……………………………1枚
- にんじん………………………25g
- かぶ……………………………1個
- 鶏ささみ………………………1本
- Ⓐ ┌ だし汁……………1と¼カップ
  │ 酒……………………小さじ2
  └ めんつゆ（3倍濃縮）……大さじ1
- 片栗粉…………………………適量

作り方

① 白菜は小さめのそぎ切り、にんじんは半月切り、かぶは根を乱切りにし、葉を3㎝長さに切る。鶏ささみはそぎ切りにする。
② 鍋に①の野菜とⒶを入れ、沸騰してから7〜8分煮る。
③ ①の鶏肉に片栗粉を薄くまぶして加え、鶏肉の色がかわったらゆでうどんを加えて2分ほど煮る。

汁もの 食欲がないときは、1品で食事がわりにも

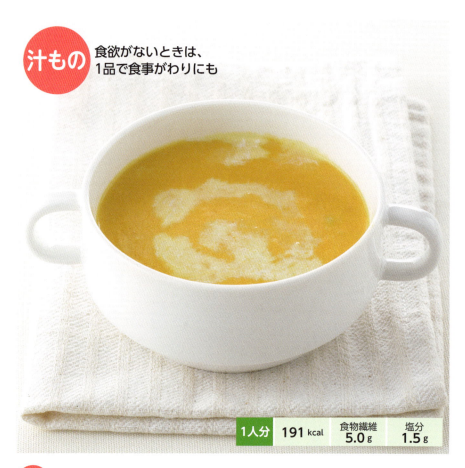

| 1人分 | 191 kcal | 食物繊維 5.0g | 塩分 1.5g |

汁もの1 かぼちゃのポタージュ

材料（1人分）

- かぼちゃ……………………………120g
- 玉ねぎ………………………………¼個
- Ⓐ ┌ 水……………………………120㎖
  └ 顆粒コンソメ………………小さじ½
- 牛乳…………………………………80㎖
- 塩、こしょう…………………………各少々

作り方

①かぼちゃは種とワタを取り、皮をむいてひと口大に切る。玉ねぎはすりおろす。

②鍋に①とⒶを入れ、沸騰してきてから7～8分煮る。かぼちゃが十分にやわらかくなったら、フォークなどでつぶす。

③牛乳は大さじ1程度を仕上げ用に取り分けておき、残りを②に加える。温まったら塩、こしょうで味をととのえる。

④器に盛り、仕上げ用の牛乳を回し入れる。

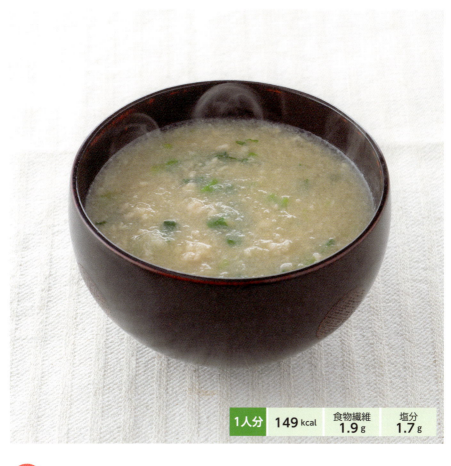

| 1人分 | 149 kcal | 食物繊維 1.9g | 塩分 1.7g |

汁もの2 鶏そぼろとすりおろしかぶのみそ汁

材料（1人分）

```
鶏ひき肉（むね）……………………50g
かぶ……………………………………1個
Ⓐ ┌ 酒……………………………小さじ2
   └ 片栗粉………………………小さじ1
だし汁………………………………1カップ
酒、みそ……………………各小さじ2
```

作り方

① かぶの根はすりおろし、葉は小口切りにする。

② 鍋にひき肉を入れ、Ⓐを加えてよく混ぜ合わせる。さらにだし汁を少しずつ加えて混ぜ、酒も加える。

③ ②を混ぜながら加熱し、沸騰したらアクをとってかぶの根のすりおろしを加える。

④ 5分ほど煮てからかぶの葉を加え、さらに3～4分煮てみそを溶き入れる。

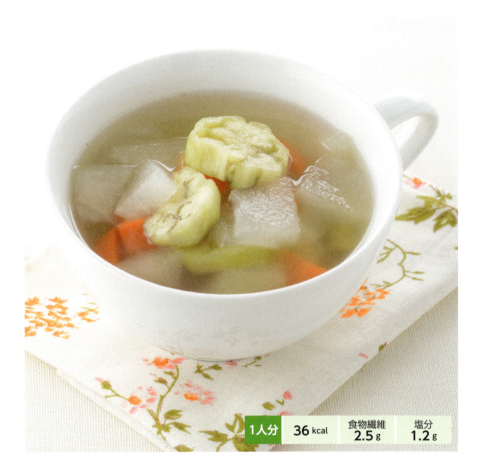

| 1人分 | 36 kcal | 食物繊維 2.5 g | 塩分 1.2 g |

なすととうがんのスープ

材料（1人分）

- なす……………………½本
- とうがん………………80g
- にんじん………………25g
- Ⓐ ┌ 水………………1カップ
  │ 酒………………小さじ2
  └ 鶏ガラスープの素……小さじ½
- 塩、こしょう…………各少々

作り方

① なすは皮をむき、輪切りにする。とうがんは種とワタを取って皮をむき、ひと口大に切る。にんじんは薄めの半月切りにする。

② 鍋に①とⒶを入れ、沸騰してから7〜8分煮る。

③ 野菜が十分にやわらかくなったら、塩、こしょうで味をととのえる。

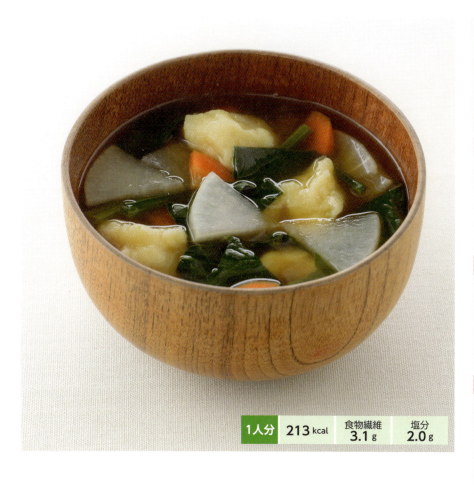

| 1人分 | 213 kcal | 食物繊維 3.1 g | 塩分 2.0 g |

汁もの4 豆腐のすいとん

材料（1人分）

- 大根·····50g
- にんじん·····20g
- ほうれんそう·····30g
- Ⓐ 豆腐（絹ごし）·····40g
  薄力粉·····40g
- Ⓑ だし汁·····1と¼カップ
  酒·····大さじ1
  みりん·····小さじ1
- しょうゆ·····小さじ2

作り方

① 大根、にんじんはいちょう切りにし、ほうれんそうは3cm長さに切る。
② ボウルにⒶを入れ、よく練り混ぜる。
③ 鍋にⒷと大根、にんじんを入れ、沸騰してから5〜6分煮る。
④ ひと口大にちぎった②とほうれんそうを加え、3分ほど煮てしょうゆを加える。

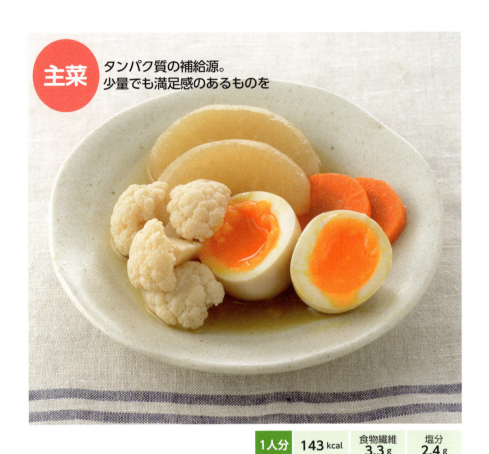

主菜 タンパク質の補給源。少量でも満足感のあるものを

| 1人分 | 143 kcal | 食物繊維 3.3 g | 塩分 2.4 g |

卵の主菜1 半熟卵と野菜のやわらか煮

材料（1人分）

- 大根……………………………90g
- にんじん………………………30g
- カリフラワー…………………50g
- ゆで卵（半熟）………………1個
- Ⓐ ┌ だし汁……………………2カップ
  └ 酒、めんつゆ（3倍濃縮）
    ………………………各大さじ1

作り方

① 大根は1cm厚さの半月切り、にんじんは5mm厚さの輪切りにする。カリフラワーは小房に分ける。

② 大根、にんじんをたっぷりの水とともに鍋に入れて7分ゆで、カリフラワーを加えて3分ゆでてからザルに上げる。

③ 鍋に②とⒶを入れ、沸騰してから弱火で20分ほど煮る。あら熱がとれたらゆで卵を加え、そのまま漬け込む。ひと晩おくと味がしっかりしみ込む。

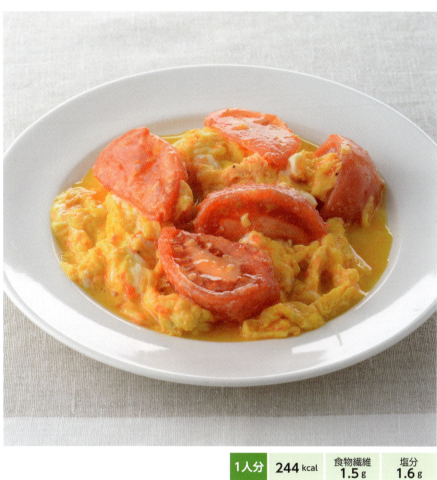

| 1人分 | 244 kcal | 食物繊維 1.5g | 塩分 1.6g |

卵の主菜 2 トマ玉炒め

材料（1人分）

```
卵 ……………………………… 2個
トマト ………………………… 1個
Ⓐ[ 酒 …………………………… 小さじ1
   鶏ガラスープの素 ……… 小さじ½
ごま油 ………………………… 小さじ2
塩、こしょう ………………… 各少々
```

作り方

① トマトは湯むきして種を取り、ひと口大に切る。
② ボウルに卵を入れて溶きほぐし、Ⓐを加えて混ぜる。
③ フライパンにごま油を熱し、①をさっと炒める。
④ ②を加え、大きく混ぜながら30秒ほど炒め、塩、こしょうで味をととのえる。

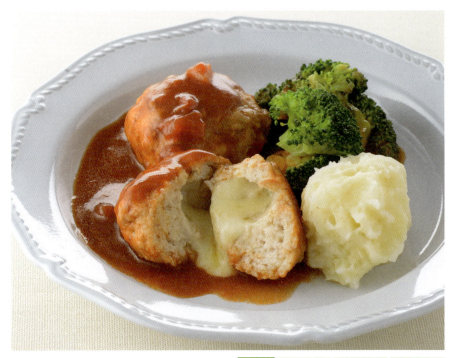

お肉の主菜 1 煮込みハンバーグ

| 1人分 | 355 kcal | 食物繊維 4.4g | 塩分 2.9g |

材料（1人分）

- 鶏ひき肉（むね）……………60g
- 玉ねぎ……………………⅙個
- スライスチーズ………………½枚
- Ⓐ
  - パン粉………………………大さじ2
  - 牛乳…………………………大さじ1
  - 塩、こしょう………………各少々
- Ⓑ
  - 水……………………………大さじ4
  - 顆粒コンソメ………………小さじ½
  - トマト水煮…………………60g
  - トマトケチャップ、
  - ウスターソース……各小さじ2
  - 酒……………………………大さじ1
- サラダ油………………………小さじ1
- ブロッコリー…………………40g
- じゃがいも……………………60g
- Ⓒ
  - 牛乳…………………………小さじ2
  - バター………………………小さじ½
  - 塩、こしょう………………各少々

作り方

① 玉ねぎはすりおろす。ひき肉、Ⓐとともにボウルに入れて練り混ぜる。

② ①を2等分し、それぞれ中にチーズを入れて丸く形をととのえる。

③ フライパンにサラダ油を熱し、②の両面をこんがり焼く。Ⓑを加え、7〜8分煮る。

④ ブロッコリーは小房にわけてやわらかくゆでる。じゃがいもはやわらかくゆでてつぶし、Ⓒを加えて混ぜる。

⑤ 器に③を盛り、④を添える。

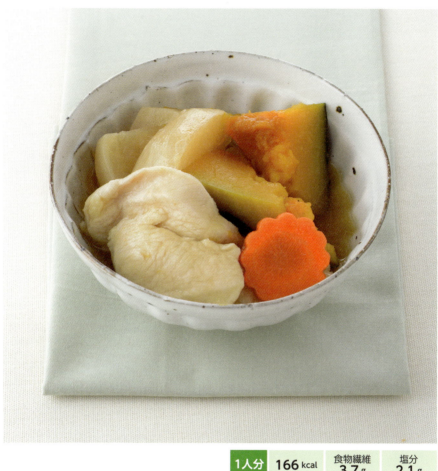

| 1人分 | 166 kcal | 食物繊維 3.7 g | 塩分 2.1 g |

お肉の主菜 2 鶏肉と野菜の治部煮(じぶに)

材料(1人分)

- 鶏むね肉(皮なし)……………60g
- かぶ(根)………………………1個
- かぼちゃ………………………90g
- にんじん(型抜き)……………1枚
- Ⓐ だし汁……………1と¼カップ
  酒、みりん、しょうゆ
  　　　　　　　　……各小さじ2
- 片栗粉……………………………適量

作り方

① かぶはくし形切り、かぼちゃはところどころ皮をむいて乱切り、鶏肉はそぎ切りにする。

② 鍋にかぶ、かぼちゃ、にんじんを入れ、Ⓐを加えて7〜8分煮る。

③ 強火にして沸騰したら、片栗粉をまぶした鶏肉を加える。中火に戻して落としぶたをし、3〜4分煮る。

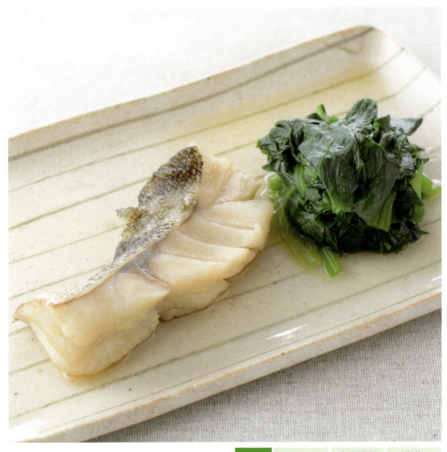

| 1人分 | 71 kcal | 食物繊維 0.7g | 塩分 2.0g |

魚介の主菜 1 たらのさっと煮

材料（1人分）

- たら ……………… 小1切れ（60g）
- 小松菜 …………………………… 30g
- しょうが（薄切り） ………………… ½片
- Ⓐ
  - 水 ……………………………… 1カップ
  - 酒 …………………………… 小さじ2
  - めんつゆ（3倍濃縮） ………… 大さじ1

作り方

① 小松菜はやわらかくゆで、3cm長さに切る。
② しょうがとⒶを鍋に入れ、沸騰したら、たらを加える。落としぶたをして5〜6分煮る。
③ ①を加え、さらに1分ほど煮る。

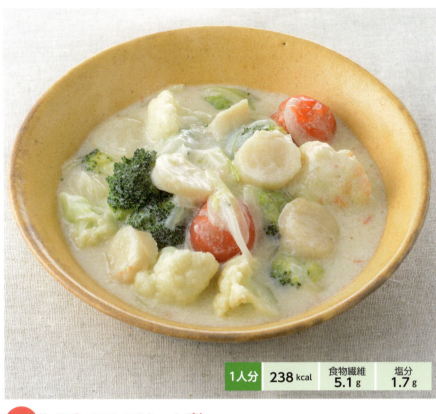

| 1人分 | 238 kcal | 食物繊維 5.1g | 塩分 1.7g |

魚介の主菜2 ほたてのクリーム煮

材料（1人分）

- ほたて貝（貝柱）……………60g
- カリフラワー、ブロッコリー……各50g
- 玉ねぎ……………………………¼個
- ミニトマト…………………………3個
- バター………………………小さじ2
- 牛乳………………………………80mℓ
- Ⓐ [水…………………………120mℓ
      顆粒コンソメ…………小さじ½]
- 片栗粉……………………………適量
- 塩、こしょう……………………各少々

作り方

①カリフラワー、ブロッコリーは小房に分ける。耐熱皿に入れて少量の水をふり、ふんわりとラップをかけて電子レンジで2分加熱する。
②玉ねぎは薄切りにする。ミニトマトは湯むきする。ほたて貝は、厚みを半分に切る。
③鍋にバターを熱し、玉ねぎとカリフラワーを炒める。玉ねぎがしんなりしたらⒶを加え、3分ほど煮る。
④片栗粉をまぶしたほたて貝、ブロッコリー、牛乳を加え、2分ほど煮る。
⑤ミニトマトを加え、塩、こしょうで味をととのえる。

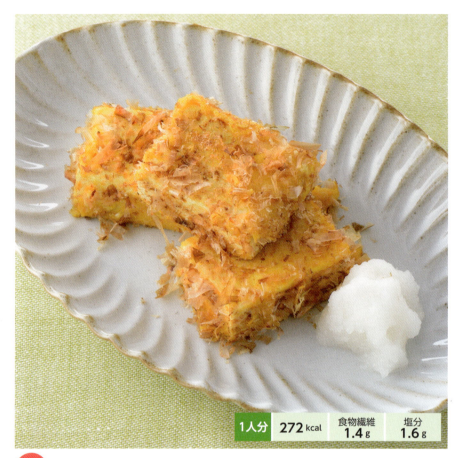

| 1人分 | 272 kcal | 食物繊維 1.4g | 塩分 1.6g |

豆腐の主菜 1 　豆腐のおかかピカタ

材料（1人分）

　豆腐（木綿）……………½丁（150g）
　Ⓐ┌溶き卵………………………½個分
　　│しょうゆ……………………大さじ½
　　└みりん、小麦粉………各小さじ1
　サラダ油……………………………小さじ2
　大根おろし…………………………50g
　小麦粉、削り節………………各適量

作り方

① 豆腐はキッチンペーパーで包み、電子レンジで3分加熱する。

② ①の水けをよく拭いて3等分に切り、小麦粉をまぶす。途中で裏返しながら、混ぜ合わせたⒶに10分ほどつける。

③ フライパンにサラダ油を熱し、②の両面をこんがり焼く。焼き上がったらすぐに、全体に削り節をまぶす。

④ 器に盛り、軽く水けをきった大根おろしを添える。

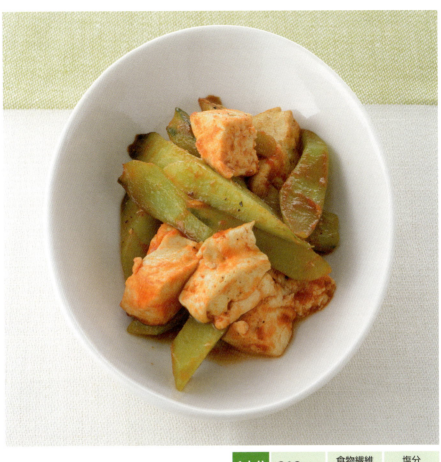

| 1人分 | 219 kcal | 食物繊維 2.0 g | 塩分 1.3 g |

豆腐の主菜 2 豆腐ときゅうりの中華風ケチャップ炒め

材料（1人分）

- 豆腐（木綿）……………½丁（150g）
- きゅうり……………………………1本
- ごま油……………………………小さじ2
- Ⓐ
  - 鶏ガラスープの素………小さじ½
  - トマトケチャップ………大さじ1
  - こしょう……………………………少々

作り方

① 豆腐はキッチンペーパーで包み、電子レンジで2分加熱する。きゅうりは皮をむき、乱切りにする。

② フライパンにごま油を熱し、豆腐をちぎりながら加えて表面を焼きつける。空いている部分にきゅうりを入れ、Ⓐを加えて炒め合わせる。

副菜 不溶性食物繊維の少ない野菜を、やわらかく調理して

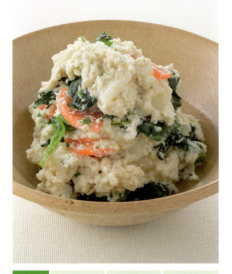

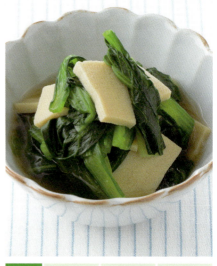

| 1人分 | 194 kcal | 食物繊維 4.0 g | 塩分 0.9 g |

| 1人分 | 66 kcal | 食物繊維 1.2 g | 塩分 1.4 g |

副菜1 たっぷり野菜の白あえ

材料と作り方(1人分)

① 豆腐(木綿)½丁(150g)はキッチンペーパーで包み、電子レンジで1分30秒加熱する。
② ほうれんそう50g、にんじん20gと長いも80gは小さめに切り、やわらかくゆでる。
③ ボウルに①を入れて手でしっかりつぶし、白練りごま大さじ½、しょうゆ、砂糖各小さじ½、塩少々を加えてよく混ぜる。②を加え、全体を混ぜ合わせる。

副菜2 高野豆腐と小松菜の煮びたし

材料と作り方(1人分)

① 高野豆腐½枚はぬるま湯でもどし、短冊切りにする。
② 鍋にだし汁¾カップ、めんつゆ(3倍濃縮)、酒各小さじ2を入れて沸騰させ、①と3～4cm長さに切った小松菜50gを加えて4～5分煮る。

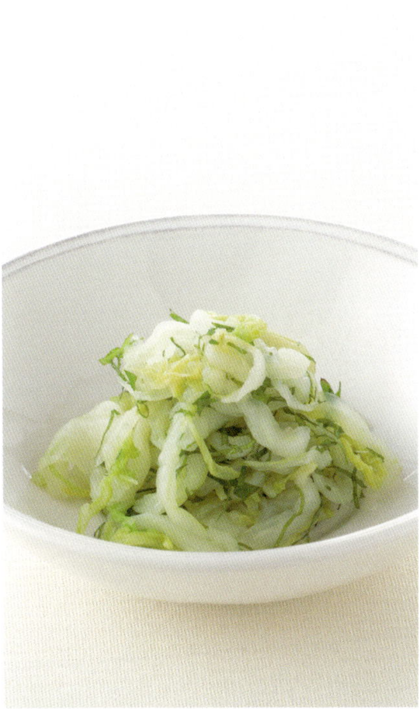

| 1人分 | 22 kcal | 食物繊維 2.1 g | 塩分 1.2 g |

副菜3 ゆで白菜の浅漬け

材料と作り方（1人分）

① 白菜150gは細切りにし、やわらかくゆでる。水けをしっかり絞ってボウルに入れ、塩小さじ⅛を加えてよく混ぜ合わせる。
② 青じそ2枚のせん切りを加え、軽く混ぜ合わせる。

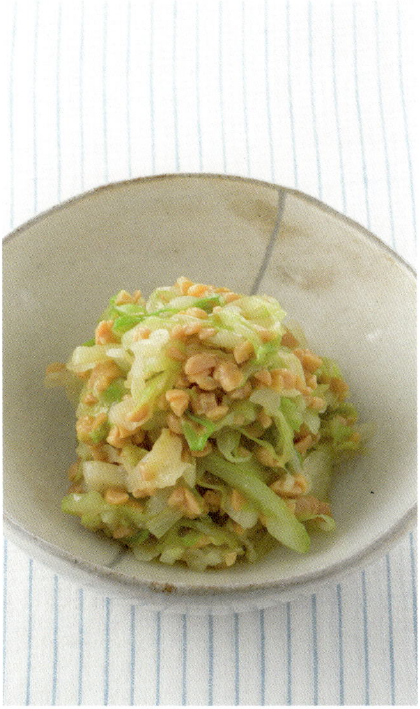

| 1人分 | 121 kcal | 食物繊維 4.8 g | 塩分 0.7 g |

副菜4 ゆでキャベツの納豆あえ

材料と作り方（1人分）

① キャベツ120gはせん切りにし、やわらかくゆでる。
② 水けをしっかり絞った①をボウルに入れ、ひきわり納豆1パック、ポン酢しょうゆ小さじ2を加えて混ぜ合わせる。

第1章 手術後の食事のとり方とレシピ

第2章 大腸がんの治療と病気の基礎知識

第3章 手術の後遺症と薬物療法の副作用への対応

第4章 体調を整える手術後の生活のしかた

第5章 人工肛門を選んだ方のケア

第6章 経済的な支援を受ける手続きのすべて

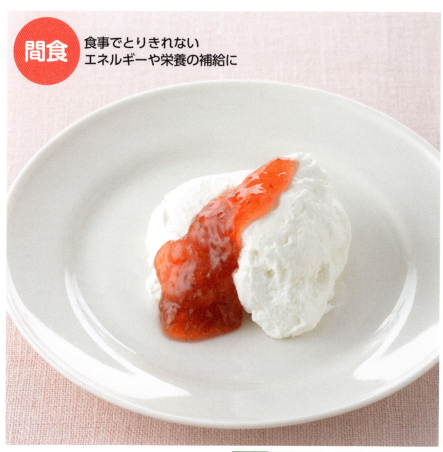

間食 食事でとりきれない
エネルギーや栄養の補給に

| 1人分 | 129 kcal | 食物繊維 0.2 g | 塩分 0.2 g |

間食1 ヨーグルトのフロマージュ・ブラン

材料（1人分）

- プレーンヨーグルト……………250g
- 好みのジャム……………………小さじ2

作り方

①コーヒーフィルター（または、キッチンペーパーを敷いたザル）にヨーグルトを入れ、冷蔵庫で2時間以上おいて水きりする。
②器に盛り、ジャムを添える。

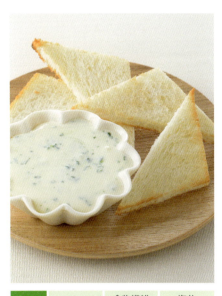

| 1人分 | 221 kcal | 食物繊維 0.5 g | 塩分 0.6 g |

 間食2 クリームチーズのディップ

材料（1人分）
クリームチーズ……………………50g
牛乳……………………………小さじ2
パセリ（みじん切り）、こしょう……各少々
食パン（サンドイッチ用・耳なし）
　………………………………… 1枚

作り方
① ボウルにクリームチーズを入れ、湯せんにかけながら混ぜる。なめらかになったら牛乳を加え、よく混ぜ合わせる。
② パセリ、こしょうを加えて混ぜて器に盛り、食べやすく切ってトーストした食パンを添える。

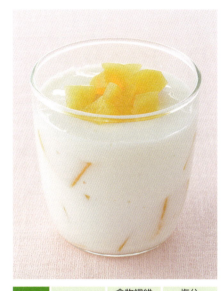

| 1人分 | 199 kcal | 食物繊維 1.0 g | 塩分 0.1 g |

 間食3 ももミルクゼリー

材料（作りやすい分量・2人分）
牛乳……………………………250ml
砂糖……………………………大さじ2
粉ゼラチン………………………5g
黄桃（缶詰）……………………2切れ
黄桃の缶汁……………………大さじ2

作り方
① 鍋に牛乳、砂糖、缶汁を入れ、混ぜながら加熱する。
② 縁のほうがプツプツと泡立つ程度に温まったら火を止め、ゼラチンを加えてよく混ぜる。
③ ②の鍋の底を氷水に当てながら混ぜ、とろみがついてきたら、ひと口大に切った黄桃を加え、器に注ぐ。冷蔵庫で冷やしかため、好みで取り分けておいた黄桃を飾る。

退院後2カ月以降のおすすめレシピ

体調が回復してきたら、食事も徐々に通常の内容に近づけていきます。食物繊維を多く含む食材なども少しずつとり入れ、適量の脂質や、味わいに変化をつけてくれる香辛料などにも挑戦してみましょう。

退院後2カ月以降からの**調理のヒント**

消化がよくない食材は、少量食べてみることからスタート。下痢をした場合などは、あせらずに、しばらく時間をおいてから再挑戦しましょう。

1 不溶性食物繊維が多い食材を少しずつ使う

かたい繊維（不溶性食物繊維）を多く含む食材も、体調に合わせて少しずつ利用してみる。

2 大きさ・やわらかさを通常の食事に近づけていく

野菜の薄皮などはそのままにし、切り方を徐々に大きめに。やわらかさも加減していく。

3 脂質は様子を見ながら適量を

脂質も少しずつ増やしていけますが、高エネルギーなので、肥満気味の人は控えめにすると安心。

4 好きな料理などもメニューに組み入れる

術前の食事に少しずつ近づけていけるので、本人の好きなものなどもメニューに加えていく。

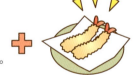

5 間食のとり方を工夫する

食欲が増してきた場合は、間食をやめて1日3食に。食欲がない場合は、間食で栄養を補う。

1日3食

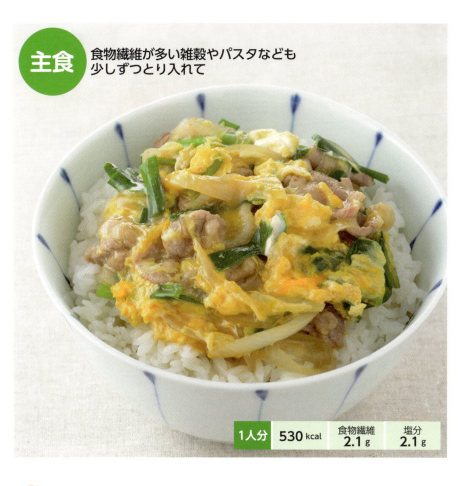

主食 食物繊維が多い雑穀やパスタなども少しずつとり入れて

| 1人分 | 530 kcal | 食物繊維 2.1g | 塩分 2.1g |

主食1 豚玉丼

材料（1人分）

- 豚肩ロース薄切り肉………60g
- 玉ねぎ……………………¼個
- にら………………………30g
- 卵…………………………1個
- ごはん…………………茶碗1杯分
- Ⓐ ┌ だし汁………………½カップ
  │ 酒……………………小さじ2
  └ めんつゆ（3倍濃縮）……大さじ1
- 片栗粉……………………適量

作り方

① 玉ねぎは薄切り、にらは2cm長さに切る。豚肉はひと口大に切る。
② フライパンにⒶと玉ねぎを入れ、沸騰してから2分ほど煮る。
③ 片栗粉をまぶした豚肉を加え、豚肉の色が変わったらにらを加えて1分ほど煮る。
④ 溶きほぐした卵を回し入れて火を止め、ふたをして1分ほど蒸らす。
⑤ 器にごはんを盛り、④をのせる。

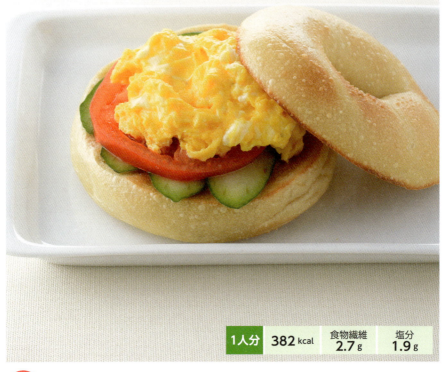

| 1人分 | 382 kcal | 食物繊維 2.7g | 塩分 1.9g |

主食2 スクランブルエッグのベーグルサンド

材料（1人分）

- ベーグル……………………1個
- 卵……………………………1個
- Ⓐ
  - マヨネーズ………………小さじ1
  - 牛乳………………………大さじ1
  - 塩、こしょう……………各少々
- トマト………………………薄切り1枚
- きゅうり……………………¼本
- バター………………………小さじ½

作り方

① きゅうりは薄切りにする。ベーグルは厚みを半分に切ってバターを塗り、トーストする。

② ボウルに卵を入れて溶きほぐし、Ⓐを加えてよく混ぜる。熱したフライパンに流し入れ、軽く混ぜながら半熟になるまで加熱する。

③ ベーグルにきゅうり、トマト、②をはさむ。

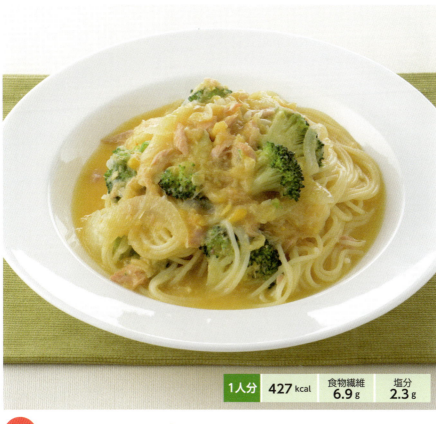

1人分 427 kcal　食物繊維 6.9g　塩分 2.3g

主食3 コーンクリームパスタ

材料（1人分）

- スパゲッティ……………………………60g
- 玉ねぎ……………………………………¼個
- ツナ缶（ノンオイル）………………50g
- クリームコーン缶……………………100g
- ブロッコリー…………………………60g
- Ⓐ[顆粒コンソメ……………小さじ½
     水………………………………180㎖]
- オリーブオイル………………小さじ1
- 塩、こしょう…………………各少々

作り方

① 玉ねぎは薄切りにし、ブロッコリーは小房に分ける。

② スパゲッティは表示時間を参考に、やわらかめにゆでる。ゆで上がる2分ほど前にブロッコリーを加えて一緒にゆでる。

③ フライパンにオリーブオイルを熱し、玉ねぎとツナを炒める。しんなりしてきたらクリームコーンとⒶを加え、1分ほど煮る。

④ 水けをきった②を加え、混ぜながら1分ほど煮る。塩、こしょうで味をととのえる。

主菜 脂質を多めに含む食材や、油を使った調理法も試して

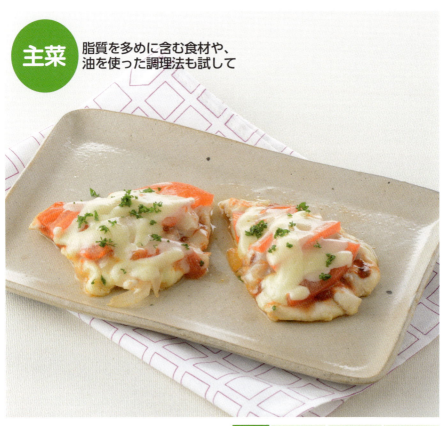

お肉の主菜 1 ささみのピザ風

| 1人分 | 202 kcal | 食物繊維 1.6g | 塩分 0.8g |

材料（1人分）

- 鶏ささみ……………………………1本
- 玉ねぎ………………………………⅙個
- トマト………………………………½個
- ピザ用チーズ………………………20g
- トマトケチャップ…………………小さじ2
- オリーブオイル……………………小さじ1
- Ⓐ　水、酒…………………………各大さじ1
- パセリ（みじん切り）……………少々

作り方

①玉ねぎ、トマトは薄切りにする。ささみは観音開きにし、たたいて薄くのばして長さを半分に切る。

②オリーブオイルをなじませたフライパンに①を並べる。それぞれ上面にケチャップを塗り、玉ねぎ、トマト、チーズをのせる。

③フライパンを火にかけてⒶを回し入れ、ふたをして2分ほど蒸し焼きにする。器に盛り、パセリをふる。

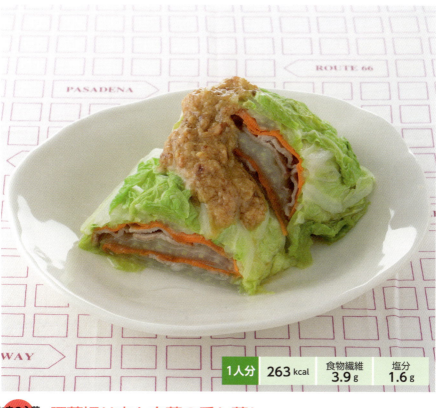

| 1人分 | 263 kcal | 食物繊維 3.9g | 塩分 1.6g |

お肉の主菜2　豚薄切り肉と白菜の重ね蒸し

材料（1人分）

- 豚肩ロース薄切り肉　60g
- 白菜　2枚
- にんじん　25g
- 酒　大さじ1
- しょうが（すりおろす）　小さじ1
- Ⓐ
  - ごま油　小さじ1
  - みそ　小さじ2
  - 砂糖　小さじ½
- 片栗粉　適量

作り方

① 白菜は長さを3等分に切ってふんわりとラップで包み、電子レンジで2分加熱する。

② 豚肉は長さを半分に切り、にんじんはピーラーで薄切りにする。

③ 耐熱皿に白菜を2切れ並べて片栗粉を薄くふり、にんじん、豚肉の各半量を重ねる。同様に白菜、にんじん、豚肉を重ね、さらに白菜をのせる。

④ 酒をふってふんわりとラップをかけ、電子レンジで3分30秒加熱する。ラップをかけたまま、あら熱をとる。

⑤ Ⓐに、しょうが、④の耐熱皿の蒸し汁小さじ2を加えて混ぜる。

⑥ ④を食べやすく切り分けて器に盛り、⑤をかける。

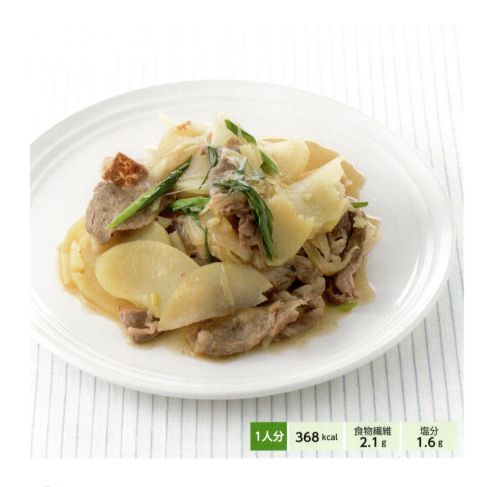

1人分 368 kcal　食物繊維 2.1g　塩分 1.6g

お肉の主菜 3　牛肉とじゃがいものフライパン蒸し

材料（1人分）

- 牛薄切り肉……………………60g
- じゃがいも……………………小1個
- 玉ねぎ…………………………¼個
- A
  - だし汁……………………80㎖
  - 酒…………………………小さじ1
  - みりん……………………小さじ2
  - しょうゆ…………………大さじ½
- バター…………………………小さじ2

作り方

① じゃがいも、玉ねぎは薄切りにする。牛肉は長さを半分に切る。
② 小さめのフライパン全体に玉ねぎとじゃがいもを並べ、その上に牛肉を広げてのせる。
③ Ⓐを回しかけてふたをする。6〜7分加熱し、バターを加えて全体を軽く混ぜ合わせる。

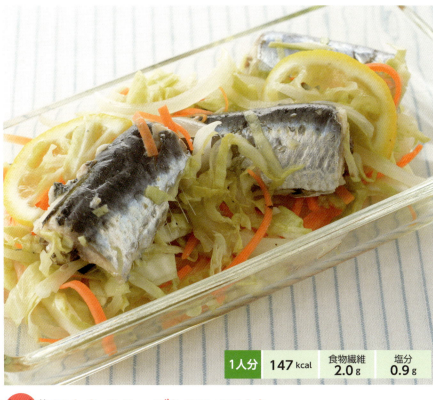

1人分 147 kcal　食物繊維 2.0 g　塩分 0.9 g

魚介の主菜 1　いわしのハーブレモンマリネ

材料（作りやすい分量・2人分）

- いわし……………………………2尾
- 玉ねぎ……………………………¼個
- にんじん…………………………30g
- キャベツ…………………………80g
- Ⓐ
  - 白ワイン（または酒）、レモン汁…………………………各小さじ2
  - 砂糖………………………小さじ⅓
  - オリーブオイル…………小さじ½
  - 塩、こしょう……………各少々
- レモン（半月切り）……………4枚
- タイムなどのハーブ（好みで）…………………………………適量

作り方

① 玉ねぎは薄切り、にんじん、キャベツはせん切りにする。
② いわしは頭と内臓を取り、食べやすい大きさに切る。
③ 耐熱皿に①を入れ、②をのせる。Ⓐを注ぎ、レモンとハーブをのせてふんわりとラップをかけ、電子レンジで3分加熱する。
④ いったんとり出して耐熱皿の中の蒸し汁を全体に回しかけ、ラップをかけて3分加熱する。あら熱がとれたら、冷蔵庫で保存する。

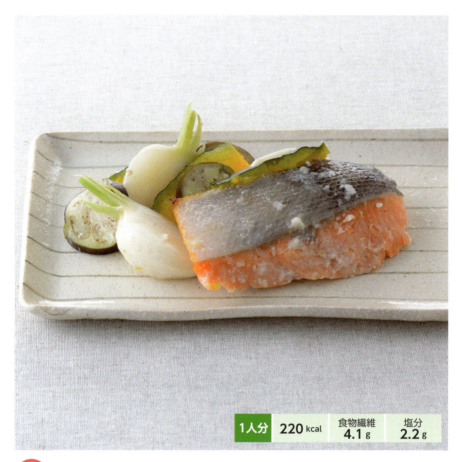

1人分 220 kcal　食物繊維 4.1 g　塩分 2.2 g

魚介の主菜2 さけの塩こうじ焼き

材料（1人分）

- 生さけ……………………1切れ(80g)
- 塩こうじ…………………大さじ1と½
- かぶ………………………………1個
- なす………………………………½本
- かぼちゃ………………………60g

作り方

①ラップを広げ、塩こうじの半量を塗る。さけをのせ、残りの塩こうじを塗って包み、1～2時間からひと晩おく。

②かぶは茎を2cmほどつけてくし形切り、なすとかぼちゃは厚さをそろえて切る。

③耐熱皿に②を入れて少量の水をふり、ふんわりとラップをかけて、電子レンジで2分加熱する。

④①の表面の塩こうじを軽くぬぐい、③とともにグリルで5～7分焼く。

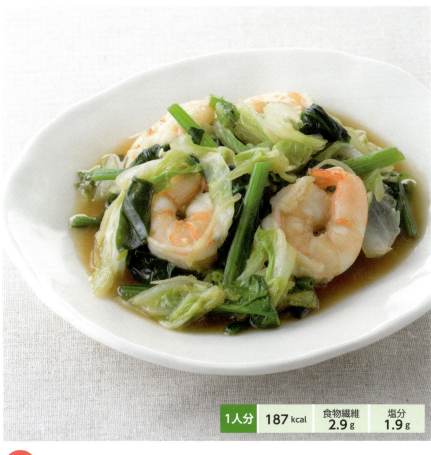

| 1人分 | 187 kcal | 食物繊維 2.9g | 塩分 1.9g |

魚介の主菜3　えびと白菜のうま煮

材料（1人分）

- えび………………………………4尾
- 白菜………………………………1枚
- ほうれんそう……………………50g
- しょうが（薄切り）…………小1かけ
- ごま油………………………小さじ2
- Ⓐ
  - 水………………………¾カップ
  - 酒………………………小さじ2
  - 鶏ガラスープの素、しょうゆ
    …………………………各小さじ½
  - オイスターソース………小さじ1
- 片栗粉………………………小さじ1

作り方

① 白菜はひと口大のそぎ切りにし、ほうれんそうは3cm長さに切る。

② フライパンにごま油を熱し、しょうがと白菜を炒める。白菜がしんなりしてきたらⒶを加える。

③ 沸騰したらほうれんそうを加え、2分ほど煮る。よく洗い、殻をむいて片栗粉をまぶしたえびを加え、さらに2分ほど煮る。

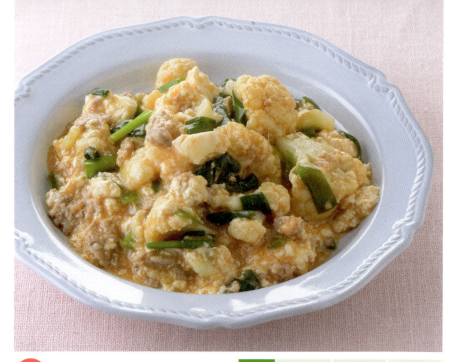

卵や豆腐の主菜 1
辛くない麻婆豆腐

1人分 341 kcal　食物繊維 3.5g　塩分 1.7g

材料（1人分）

- 豆腐（木綿）……………⅓丁（100g）
- 豚ひき肉………………………50g
- カリフラワー…………………60g
- にら……………………………30g
- にんにく（みじん切り）……½片
- しょうが（みじん切り）……½かけ
- ごま油………………………小さじ1
- 牛乳…………………………80㎖
- A 水…………………………180㎖
  - 酒………………………小さじ2
  - トマトケチャップ………大さじ1
  - しょうゆ………………小さじ½
- 塩、こしょう………………各少々
- 水溶き片栗粉………………大さじ1

作り方

①豆腐はキッチンペーパーで包んで電子レンジで2分加熱し、1.5㎝角に切る。

②カリフラワーは小さめに切り分ける。耐熱皿に入れて少量の水をふり、ふんわりとラップをかけて電子レンジで2分加熱する。

③にらは2㎝長さに切る。

④フライパンにごま油、にんにく、しょうがを入れて弱火で熱し、香りが出たら中火にしてひき肉を加える。

⑤ひき肉の色がかわったらⒶを加え、沸騰したら②、にらを加えてさらに2分煮る。

⑥牛乳、①を加え、混ぜながら1分煮る。塩、こしょうで味をととのえ、水溶き片栗粉でとろみをつける。

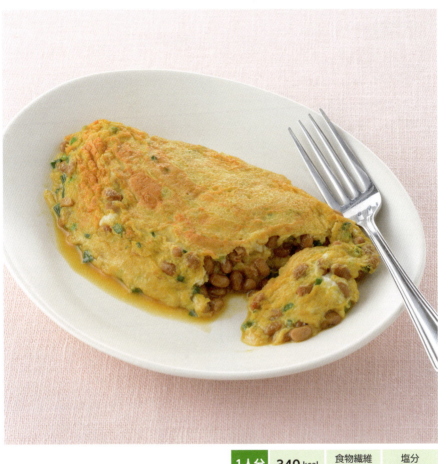

| 1人分 | 340 kcal | 食物繊維 3.6 g | 塩分 1.6 g |

卵や豆腐の主菜 2
納豆オムレツ

材料（1人分）

- 卵 ……………………………… 2個
- 納豆 ……………………………… 1パック
- 細ねぎ（小口切り） ……………… 2～3本
- Ⓐ だし汁 ……………………… 大さじ2
  めんつゆ（3倍濃縮） ……… 小さじ2
- サラダ油 ……………………… 小さじ2

作り方

① ボウルに卵を入れて溶きほぐし、Ⓐ、細ねぎ、納豆を加えて混ぜ合わせる。

② フライパンにサラダ油を熱して①を流し入れ、大きく混ぜながら加熱する。半熟になったらフライパンの奥に寄せて形を整え、手前に巻き込むように返して裏側も焼く。

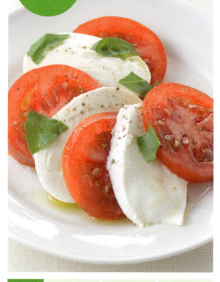

副菜 少しずつ、野菜の歯ごたえなども楽しめるものに

| 1人分 | 172 kcal | 食物繊維 1.3 g | 塩分 0.9 g |

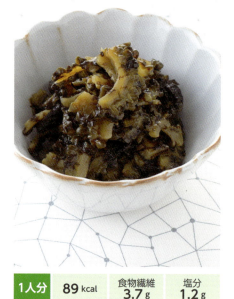

| 1人分 | 89 kcal | 食物繊維 3.7 g | 塩分 1.2 g |

副菜1 トマトとモッツァレラのサラダ

材料と作り方（1人分）

①トマト小1個とモッツァレラチーズ40gは薄切りにし、交互に重ねながら器に盛る。
②オリーブオイル小さじ1を回しかけ、塩、こしょう各少々をふる。好みで、ちぎったバジルをちらす。

副菜2 ゴーヤののり佃煮

材料と作り方（作りやすい分量・2人分）

①ゴーヤ1本は種とワタを取り、5mm厚さに切る。
②フライパンにごま油大さじ1を熱し、①を炒める。しんなりしたら、ちぎったのり2枚とだし汁¾カップ、酒大さじ1、ポン酢しょうゆ大さじ2を加え、汁けがなくなるまで、混ぜながら10〜12分煮る。

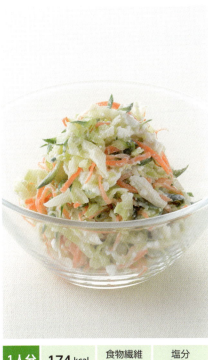
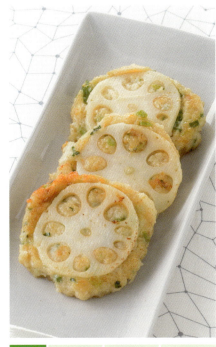

| 1人分 | 174 kcal | 食物繊維 3.1 g | 塩分 0.8 g |

| 1人分 | 229 kcal | 食物繊維 3.5 g | 塩分 1.4 g |

副菜3 ゆでキャベツのコールスロー

材料と作り方（1人分）

① キャベツ100g、にんじん30g、きゅうり½本はせん切りにし、熱湯で1分ゆでる。
② ボウルにマヨネーズ大さじ1、フレンチドレッシング小さじ1、こしょう少々を入れて混ぜ、水けをきった①とカッテージチーズ30gを加えて混ぜ合わせる。

副菜4 すりおろしれんこんのおやき

材料と作り方（1人分）

① れんこん80gは薄切りを3枚取り分け、残りはすりおろす。山いも60gはすりおろし、細ねぎ2本は小口切りにする。
② 薄切りのれんこん以外の①をボウルに入れ、小麦粉小さじ2、しょうゆ小さじ1、塩少々を加えてよく混ぜ合わせる。
③ フライパンにごま油小さじ2を熱してれんこんの薄切りを並べ、その上に②をのせて両面を焼く。

間食 食事を十分にとれないときなどにとり入れて

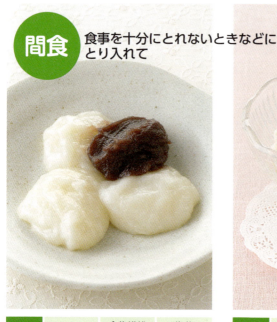

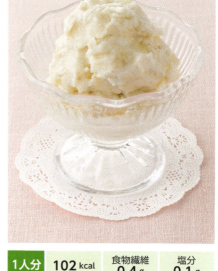

| 1人分 | 290 kcal | 食物繊維 3.6 g | 塩分 0 g |

| 1人分 | 102 kcal | 食物繊維 0.4 g | 塩分 0.1 g |

間食1 レンジあんころもち

材料（1人分）
- 切りもち……………………………2個
- こしあん…………………………大さじ2
- 水…………………………………大さじ2

作り方
① 切りもちは1切れを4等分程度に切り、耐熱皿に入れる。分量の水をふり、ふんわりとラップをかけて電子レンジで1分加熱する。
② いったんとり出して混ぜ、ラップをかけてさらに1分加熱する。
③ ②をよく混ぜ、ぬらした手でちぎって丸める。器に盛り、こしあんを添える。

間食2 バナナヨーグルトアイス

材料（作りやすい分量・3人分）
- バナナ………………………………1本
- プレーンヨーグルト……………150g
- はちみつ…………………………大さじ2
- レモン汁…………………………大さじ1

作り方
① 適当な長さに切ったバナナを冷凍用保存袋に入れ、手でつぶす。
② その他の材料をすべて加え、よくもんで混ぜ合わせる。薄く伸ばして封をし、冷凍室に入れる。
③ 1時間に1回ほどとり出してもみ、好みのかたさになるまで凍らせる。

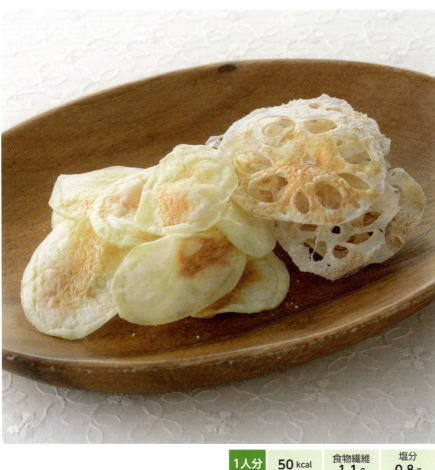

| 1人分 | 50 kcal | 食物繊維 1.1 g | 塩分 0.8 g |

間食3 野菜チップス

材料（1人分）

- れんこん……………………………30g
- じゃがいも…………………………40g
- 塩……………………………………少々

作り方

① れんこん、じゃがいもはできるだけ薄く切り、水にさらす。

② 耐熱皿にオーブンシートを敷き、水けをよく拭いた①を重ならないように並べる。

③ 電子レンジで3分加熱して裏返し、さらに2分ほど加熱する。器に盛り、塩をふる(※)。

※野菜の薄さによって加熱時間が異なるので、様子を見ながら加熱する。

化学療法中の おすすめレシピ

化学療法中には、さまざまな不調に悩まされることがあります。こうした時期に大切なのは、栄養バランスや食べるタイミングなどにこだわるより、エネルギー補給のために「食べられるものを食べる」ことです。

化学療法中の**調理のヒント**

化学療法中に現れる不調は、人によって異なります。まずは本人の症状を正しく知り、食べやすい食材や調理法を考えてみましょう。

1 少量でもエネルギーになるものを

食欲が落ちているときは、体力の低下を防ぐため、少量でも糖質やタンパク質がとれるものを。

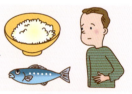

2 味を感じにくい場合は、味つけを濃いめに

味を感じにくい場合は、味つけをやや濃くする、風味に変化をつける、などの工夫をする。

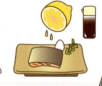

3 あっさりした味が食べやすい場合もある

塩味や甘みを不快に感じる場合は、だしなどをベースに、うす味でさっぱりと味つけする。

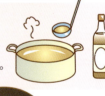

4 吐き気があるときは水分の多いものが食べやすい

吐き気・嘔吐に悩まされるときは、水分が多くさっぱりしたものや、冷たいものがおすすめ。

5 飲み込みにくいときはのどごしのよいものを

飲み込みにくい、むせやすいといった場合は、やわらかく調理し、とろみをつけるなどの工夫を。

食欲不振のときに
少量でもエネルギー補給できるものを！

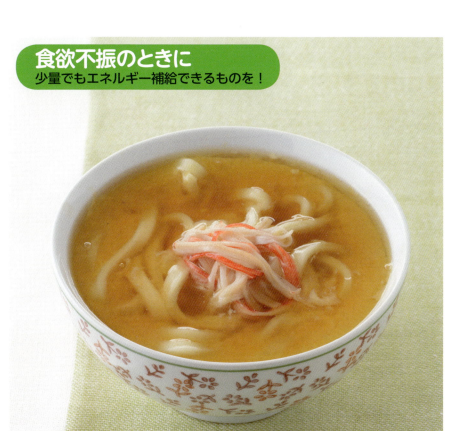

| 1人分 | 199 kcal | 食物繊維 0.8 g | 塩分 2.0 g |

① うどん入り茶碗蒸し

材料（1人分）

- ゆでうどん……………………100g
- 卵………………………………1個
- かに風味かまぼこ………………1本
- A
  - だし汁……………………¾カップ
  - しょうゆ……………………小さじ1
  - 塩………………………………少々

作り方

① ボウルに卵を入れて溶きほぐし、Ⓐを加えて混ぜる。

② 器にぬるま湯でさっと洗ったゆでうどん、粗くさいたかに風味かまぼこを入れ、①を目の細かいザルなどでこしながら加える。

③ 電子レンジの「弱（200W）」で、ラップをかけずに8〜10分加熱する(※)。

※蒸す場合は、強火で1分加熱した後、弱火にして約15分蒸す。

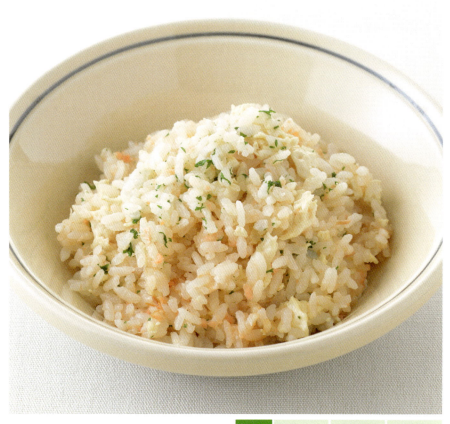

| 1人分 | 287 kcal | 食物繊維 0.5g | 塩分 1.2g |

② 豆腐入り炊き込みごはん

材料（作りやすい分量・4〜5人分）

- 米･････････････････････2合
- 豆腐(絹ごし)･･･････1丁(300g)
- さけフレーク･････････････100g
- Ⓐ ┌ 酒、顆粒コンソメ･････各大さじ1
  └ 塩････････････････････小さじ⅓
- 水･･････････････････････290㎖
- パセリ(みじん切り)･･･････････適量

作り方

① といだ米を炊飯器に入れ、パセリ以外のすべての材料を加えて混ぜ、通常通りに炊く。

② 器に盛り、パセリをちらす。

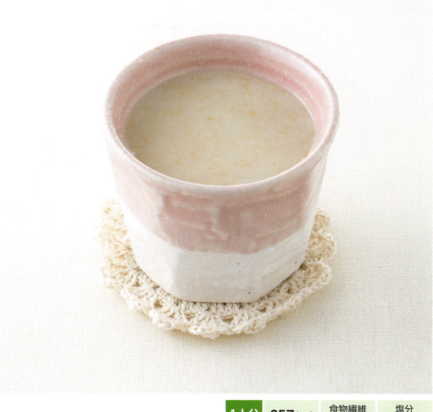

1人分 257 kcal　食物繊維 2.6 g　塩分 0.4 g

③ ごま風味の甘酒

材料（1人分）

- 甘酒（市販品）……………………180㎖
- 白練りごま…………………………大さじ1
- はちみつ……………………………小さじ1

作り方

①小鍋にすべての材料を入れ、混ぜながら温める。

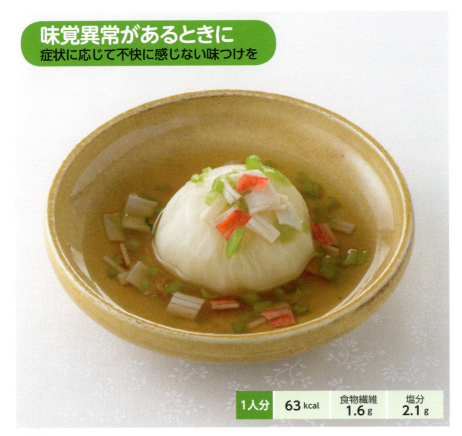

味覚異常があるときに
症状に応じて不快に感じない味つけを

1人分　63 kcal　食物繊維 1.6 g　塩分 2.1 g

塩やしょうゆの味を不快に感じるときに

1 丸ごとかぶのかにあんかけ

材料（1人分）
- かぶ（根）……………………………1個
- かぶの葉………………………………2本
- かに風味かまぼこ……………………2本
- Ⓐ
  - だし汁……………………1と¼カップ
  - 酒……………………………小さじ2
  - しょうゆ……………………大さじ½
- 水溶き片栗粉…………………小さじ2

作り方
①かぶの葉は小口切りにする。かに風味かまぼこは、かぶの葉と大きさをそろえて切る。

②小鍋にかぶの根とⒶを入れ、沸騰したら弱火にして、かぶがやわらかくなるまで20分ほど煮る。かぶを取り出し、器に盛る。

③②の煮汁に①を加え、沸騰したら1分ほど煮る。水溶き片栗粉でとろみをつけ、適量を②のかぶにかける。

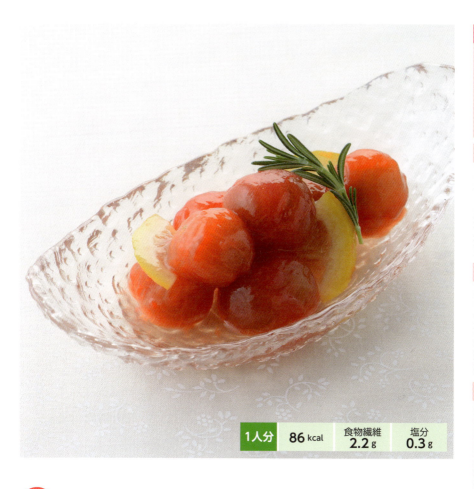

| 1人分 | 86 kcal | 食物繊維 2.2 g | 塩分 0.3 g |

塩やしょうゆの味を不快に感じるときに
2
ミニトマトのピクルス

材料（作りやすい分量・2～3人分）
- ミニトマト……………………20個
- レモン…………………………½個
- Ⓐ
  - 水………………………½カップ
  - りんご酢（または酢）………80㎖
  - はちみつ………………大さじ2
  - 塩………………………………少々
- ローズマリー（好みで）………適量

作り方
①レモンはいちょう切りにし、Ⓐとともに鍋に入れる。好みでローズマリーを加え、ひと煮立ちさせてあら熱をとる。

②保存容器に湯むきしたミニトマトを入れて①を注ぎ、2～3時間つける。

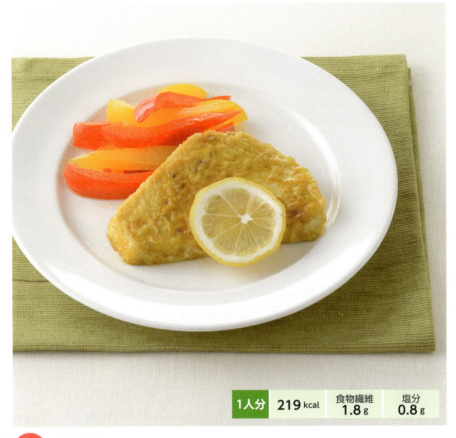

| 1人分 | 219 kcal | 食物繊維 1.8g | 塩分 0.8g |

味を感じにくいときに
1 めかじきのカレームニエル

材料（1人分）

- めかじき……………………1切れ
- パプリカ（赤、黄）…………各⅙個
- Ⓐ　小麦粉……………………小さじ1
- 　　カレー粉……………………小さじ½
- バター…………………………小さじ2
- 酒………………………………大さじ1
- 塩、こしょう…………………各少々
- レモン……………………輪切り1枚

作り方

①パプリカは乱切りにする。めかじきは塩、こしょうをふり、混ぜ合わせたⒶをまぶす。

②フライパンにバターを熱し、パプリカを炒める。空いている部分にめかじきを入れ、両面をこんがり焼く。

③酒を加えてふたをし、2分ほど蒸し焼きにする。器に盛り、レモンを添える。

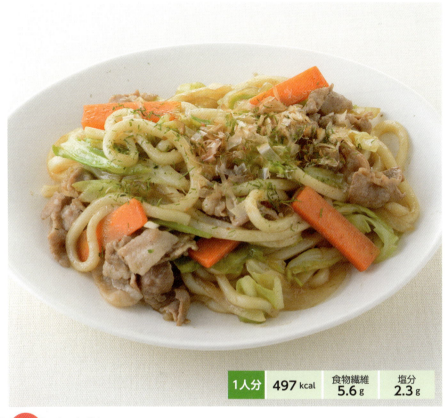

| 1人分 | **497** kcal | 食物繊維 **5.6** g | 塩分 **2.3** g |

味を感じにくいときに 2
ソース焼きうどん

材料（1人分）

- ゆでうどん（細め）……………… 1玉
- 豚肩ロース薄切り肉 …………… 60g
- キャベツ ……………………… 2枚
- にんじん ……………………… 30g
- Ⓐ
  - だし汁 ……………… 大さじ2
  - 酒、ウスターソース … 各大さじ1
  - しょうゆ …………… 小さじ½
- サラダ油 ……………………… 大さじ½
- 削り節、青のり ………………… 適量

作り方

①キャベツはひと口大にちぎる。にんじんは短冊切りにし、豚肉はひと口大に切る。

②フライパンにサラダ油を熱し、①を炒める。豚肉の色が変わったら、ぬるま湯でさっと洗ったうどんを加えて炒める。

③Ⓐを加え、水分を飛ばすように炒める。器に盛り、好みで削り節と青のりをかける。

吐き気・嘔吐があるときに
本人が無理なく食べられるものを選んで

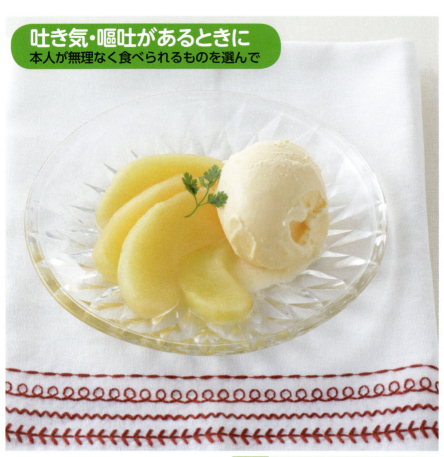

| 1人分 | 125 kcal | 食物繊維 1.1 g | 塩分 0.1 g |

1 りんごのコンポート

材料（作りやすい分量・2〜3人分）

- りんご……………………………… 1個
- 砂糖……………………………… 小さじ2
- バニラアイスクリーム……………… 適量
- チャービル（飾り用・好みで）……… 適量

作り方

①りんごは皮をむき、8等分に切る。むいた皮はとっておく。
②耐熱容器にりんごとむいた皮を入れ、砂糖をふる。ふんわりとラップをかけ、電子レンジで2分加熱する。
③いったん取り出し、全体を混ぜる。ラップをかけてさらに1分加熱し、取り出してそのまま冷ます。冷蔵庫でさらに冷やしてもよい。
④皮を除いてアイスクリームとともに器に盛り、好みでチャービルを飾る。

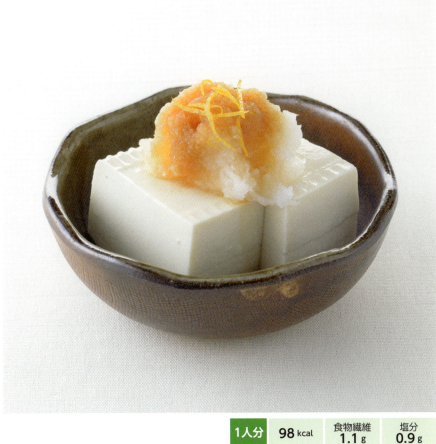

| 1人分 | 98 kcal | 食物繊維 1.1 g | 塩分 0.9 g |

② ゆずおろしやっこ

材料（1人分）

豆腐（絹ごし）……………½丁(150g)
大根おろし……………………40g
しょうゆ、ゆず果汁………各小さじ1
ゆずの皮（好みで）……………少々

作り方

① ボウルに軽く水けをきった大根おろしを入れ、しょうゆ、ゆず果汁を加えて混ぜる。
② 好みの大きさに切った豆腐を器に盛り、①をのせる。好みで、ゆずの皮のせん切りを添える。

飲み込みにくい・むせやすいときに
やわらかく、のど越しのよいものを中心に

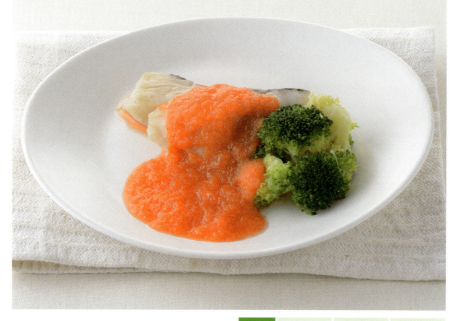

1人分 108 kcal　食物繊維 2.9g　塩分 1.6g

① たらのスープ煮 にんじんソース

材料（作りやすい分量・2〜3人分）

- たら……………………………1切れ
- にんじん………………………40g
- ブロッコリー…………………40g
- にんにく（薄切り）……………½片
- Ⓐ
  - 水………………………180㎖
  - 酒………………………小さじ2
  - 顆粒コンソメ…………小さじ½
  - 塩、こしょう…………各少々
- 水溶き片栗粉…………………小さじ2

作り方

① ブロッコリーは小房に分ける。耐熱皿に入れて少量の水をふり、ふんわりとラップをかけて電子レンジで1分30秒加熱する。にんじんはすりおろす。

② 鍋にⒶとにんにくを入れ、沸騰したら、たらを加えて3分ほど煮る。たらをとり出し、ブロッコリーとともに器に盛る。

③ ②の煮汁を沸騰させ、水溶き片栗粉でとろみをつける。にんじんを加え、混ぜながら1分ほど煮て②にかける。

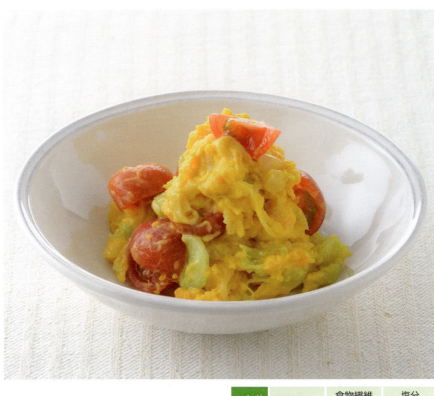

| 1人分 | 225 kcal | 食物繊維 5.8g | 塩分 1.1g |

2 やわらかマッシュかぼちゃのサラダ

材料（1人分）

- かぼちゃ……………………120g
- 玉ねぎ………………………¼個
- ミニトマト…………………2個
- きゅうり……………………⅓本
- Ⓐ
  - マヨネーズ……………大さじ1
  - 牛乳……………………小さじ2
  - 塩、こしょう…………各少々

作り方

① かぼちゃは皮を取り、ひと口大に切る。玉ねぎは薄切り、きゅうりは皮をむいて薄い輪切り、ミニトマトは湯むきして4つ割りにする。
② 耐熱皿にかぼちゃと玉ねぎを入れて少量の水をふり、ふんわりとラップをかけて電子レンジで3分加熱する。
③ ②をボウルに移し、フォークなどでかぼちゃをつぶす。きゅうりとⒶを加えてよく混ぜ、ミニトマトを加えて軽く混ぜ合わせる。

不調別・お助けレシピ
便秘

退院直後でないなら、水溶性食物繊維が多い食材をとってみましょう。体調にもよりますが、まずは小さめに切ってやわらかく加熱したものから始めてみるのが安心です。

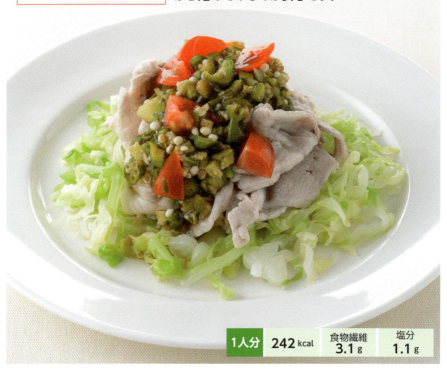

1人分 242 kcal　食物繊維 3.1g　塩分 1.1g

豚しゃぶのオクラだれ

材料（1人分）

豚しゃぶしゃぶ用肉	80g
オクラ	3本
ミニトマト	2個
キャベツ	1枚
ポン酢しょうゆ	大さじ1
片栗粉	適量

作り方

①オクラは塩（分量外）をまぶしてこすり、熱湯でゆでて粗みじん切りにする。粗く刻んだミニトマト、ポン酢しょうゆと合わせて混ぜる。
②キャベツは太めのせん切りにし、豚肉は食べやすい長さに切る。
③鍋にたっぷりの水を入れ、いったん沸騰させて中火にする。片栗粉をまぶした豚肉を1枚ずつゆで、火が通ったら氷水にとる。
④③の水けをきってキャベツとともに器に盛り、①をかける。

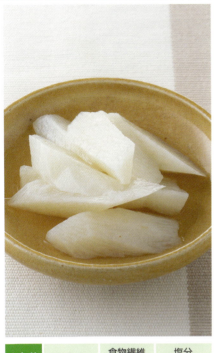
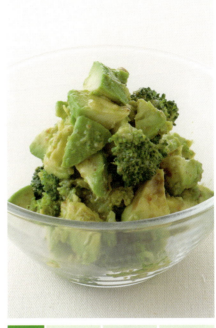

| 1人分 | 118 kcal | 食物繊維 1.4g | 塩分 0.7g |

| 1人分 | 185 kcal | 食物繊維 6.8g | 塩分 0.6g |

長いものだし煮

材料（1人分）
長いも……………………140g
Ⓐ ┌ だし汁……………………180ml
　 │ 酒…………………………小さじ1
　 │ 砂糖………………………小さじ2
　 └ 塩…………………………少々

作り方
① 長いもは食べやすい大きさの乱切りにする。
② 鍋にⒶを入れ、沸騰したら①を加えて7〜8分煮る。

ブロッコリーとアボカドの和風サラダ

材料（1人分）
ブロッコリー……………………70g
アボカド……………………½個
Ⓐ ┌ 和風ドレッシング（市販品）
　 │　………………………大さじ1
　 └ こしょう…………………少々

作り方
① ブロッコリーは小房に分け、やわらかくゆでる。アボカドはひと口大に切る。
② ボウルに①を入れ、Ⓐであえる。

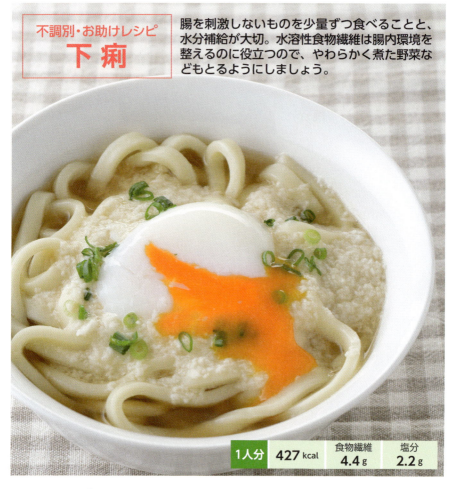

不調別・お助けレシピ
下痢

腸を刺激しないものを少量ずつ食べることと、水分補給が大切。水溶性食物繊維は腸内環境を整えるのに役立つので、やわらかく煮た野菜などもとるようにしましょう。

| 1人分 | 427 kcal | 食物繊維 4.4 g | 塩分 2.2 g |

とろろうどん

材料（1人分）
- ゆでうどん……………………200g
- 山いも…………………………100g
- 細ねぎ（小口切り）…………1〜2本
- 温泉卵……………………………1個
- Ⓐ ┌ だし汁……………………1カップ
  └ めんつゆ…………………小さじ2

作り方
①山いもはすりおろす。
②鍋にⒶを入れ、温まったらうどんを加えて3分ほど煮る。うどんを取り出し、器に盛る。
③②のだし汁に①を加えて温め、うどんにかける。温泉卵をのせ、細ねぎをちらす。

煮やっこ

1人分 210 kcal　食物繊維 3.0 g　塩分 1.9 g

材料（1人分）

```
豆腐………………………1丁（300g）
なす…………………………………1本
細ねぎ……………………………3～4本
   ┌ だし汁………………………1カップ
Ⓐ │ 酒、しょうゆ…………各小さじ2
   └ みりん………………………小さじ1
```

作り方

①豆腐は3等分に切る。なすは皮をむき、長さを半分に切ってさらに四つ割りにする。細ねぎは3cm長さに切る。

②鍋にⒶとなすを入れ、5分煮る。豆腐と細ねぎを加え、弱火にしてさらに5分煮る。

ミネストローネ

1人分 136 kcal　食物繊維 3.5 g　塩分 1.2 g

材料（1人分）

```
玉ねぎ……………………………1/6個
にんじん……………………………20g
ズッキーニ………………………1/4本
キャベツ……………………………80g
ツナ缶（ノンオイル）……………50g
オリーブオイル…………………小さじ1
   ┌ 水、トマトジュース
Ⓐ │ ……………………各1/2カップ
   └ 顆粒コンソメ…………小さじ1/2
塩、こしょう……………………各少々
```

作り方

①野菜はすべて1cm角に切る。

②鍋にオリーブオイルを熱し、①と汁けをきったツナを炒める。野菜がしんなりしたらⒶを加え、7～8分煮る。塩、こしょうで味をととのえる。

不調別・お助けレシピ
ガスや便のにおいが気になる

ねぎ類やにんにく、チーズなど、便のにおいを強くする食材は避けます。腸内環境を整えるのに役立つヨーグルトなどの発酵食品を積極的に食べましょう。

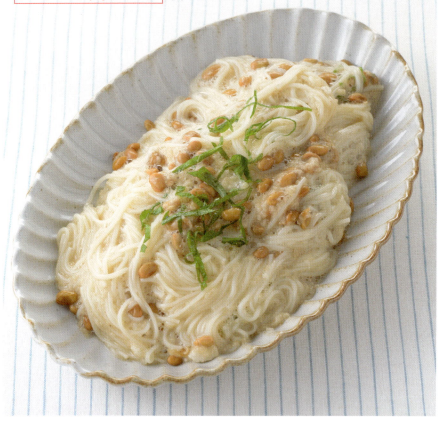

納豆のあえそうめん

| 1人分 | 349 kcal | 食物繊維 5.4g | 塩分 2.2g |

材料（1人分）

- そうめん……………………1束
- 納豆…………………………1パック
- 長いも………………………80g
- Ⓐ [だし汁……………………大さじ3
  めんつゆ…………………大さじ1]

作り方

① 長いもは、たたいて細かくつぶす。そうめんは表示どおりにゆでて水洗いし、水けをきる。
② ボウルに納豆と長いも、Ⓐを入れて混ぜ合わせ、そうめんも加えてあえる。

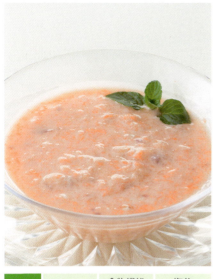

| 1人分 | 149 kcal | 食物繊維 3.0 g | 塩分 1.1 g |

りんごとヨーグルトの冷たいスープ

材料（1人分）
- りんご……………………………½個
- にんじん……………………………30g
- プレーンヨーグルト………………100g
- Ⓐ ┌ 水………………………………60㎖
  │ 顆粒コンソメ……………小さじ⅓
  └ 塩、こしょう………………各少々
- ミント（飾り用・好みで）……………適量

作り方
① りんご（皮つきのまま）、にんじんは、それぞれすりおろす。
② 鍋にⒶとにんじんを入れ、ひと煮立ちさせてしっかり冷ます。
③ ②にりんごとヨーグルトを加えて混ぜ、冷蔵庫で冷やす。器に盛り、好みでミントを添える。

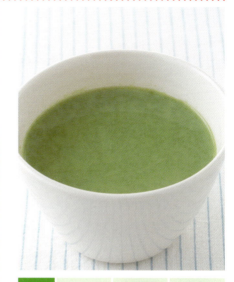

| 1人分 | 131 kcal | 食物繊維 1.1 g | 塩分 0.2 g |

抹茶の香りの豆乳甘酒

材料（1人分）
- 豆乳……………………………½カップ
- 甘酒（市販品）…………………½カップ
- 抹茶……………………………小さじ⅔

作り方
① 小鍋にすべての材料を入れ、混ぜながら温める。
② 茶こしでこしながら器に注ぐ。

大腸がん

退院後の食事 Q&A

Q 術後はエネルギーをしっかりとれる食事を心がけたほうがよい？

A 太りすぎに注意するべき人もいます。

大腸がんの手術後の経過には個人差があります。食欲が低下してやせる人もいれば、むしろ太ってしまう人もいます。身長を基準にした「標準体重」を目安に、適正な体重をキープするのが理想です。

標準体重の目安①

BMI：下記のように算出
体重 (kg) ÷ ＜ **身長** (m) × **身長** (m) ＞＝BMI
↓
25以上＝肥満　　18.5以上25未満＝標準　　18.5未満＝やせ

標準体重の目安②

体脂肪率：体脂肪計で測定
男性＝25％以上だと肥満　　女性＝30％以上で肥満

Q 食物繊維の多い野菜類はいつから食べてよい？

A 大腸がんの場合、原則として術後の食事に制限はありません。退院直後は食物繊維を多く含むものを避けたほうがよいのは、腸の機能が十分に回復していないため、下痢などを起こす可能性があるからです。排便の状態に合わせて、食物繊維が多い食材も少しずつとり入れていきましょう。最初は少量から、よくかんで食べることも大切です。

第2章

大腸がんの治療と病気の基礎知識

大腸がんの治療と病気の基礎知識
大腸がんの発生と進行のしかた

大腸がんの患者数は増加の一途をたどっていますが、早期に発見して適切に治療すれば多くは治ります。そのためにも基本的な知識は欠かせません。

●大腸がんは大腸の粘膜の細胞ががん化することで発生する

　がん細胞は、正常な細胞の遺伝子に異常が生じ、発がんを促す遺伝子が現れたり、発がんを抑制する遺伝子が働かなくなったりすることで発生します。がん化が進んだ細胞は、時間をかけて目に見えるまで成長して、がんと診断されます。

　大腸がんの場合、大腸の粘膜にがん化した細胞が現れます。

●大腸がんの発生はポリープだけではない

　がんの発生のしかたには２通りあります。

　１つは、大腸の粘膜にできた良性のポリープ（隆起物）であった腺腫が、何らかの原因でがん化するもので、ポリープ型のがん（隆起型）です。

　もう１つは、大腸の粘膜に直接発生する平らな形状のがんで、デノボがん（表面型）と呼ばれます。ポリープ型のがんより発生頻度は低いのですが、進行が早いという特徴があります。

●がん細胞は浸潤と転移によって全身に広がる

　大腸の粘膜で発生したがん細胞は、浸潤と転移によって全身へと広がっていきます。

　浸潤とは、腸の内側の粘膜で発生したがん細胞が、大きくなりながら腸の壁を破壊して周囲の臓器に広がっていく状態です。

　いっぽう転移とは、大腸で発生したがん細胞が離れた場所で増殖することです。リンパ液の流れにのってリンパ節に入ったり（リンパ行性転移）、静脈からほかの臓器に流れついたり（血行性転移）、腸管を覆う腹膜から腹腔内に散らばったりして（腹膜播種）増殖します。

大腸の構造と大腸がんの部位別発生頻度

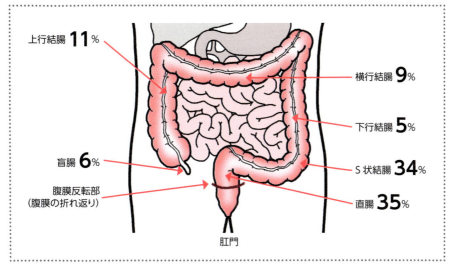

※NPO法人キャンサーネットジャパン「もっと知ってほしい大腸がんのこと 2017年版」より作成

大腸がんの広がりかた

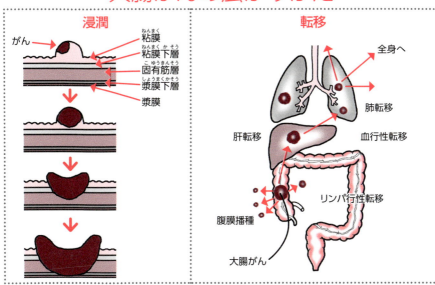

※大腸癌研究会『患者さんのための大腸癌治療ガイドライン2014年版』(金原出版)より作成

大腸がんの治療と病気の基礎知識
大腸がんの病期と治療の進め方

大腸がんの治療は、病期によって選択肢が異なります。適した治療法を理解するためにも、がんの進行の程度を把握することが大切です。

●TNM分類による病期（ステージ）

　がんの進行の程度は、病期（ステージ）で分類され、がんの深達度、リンパ節転移の有無と個数、遠隔転移の有無と個数から判断されます。

　がんの深達度（T） は、粘膜に発生したがんが腸管のどの程度の深さまで成長しているかを示すもので、数字が大きくなるほど深くまで広がっていることを表します。

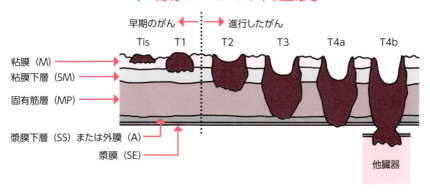

大腸がんの深達度

Tis	がんが粘膜(M)内にとどまる
T1	がんが粘膜下層(SM)にとどまる
T2	がんが固有筋層(MP)にとどまる
T3	がんが固有筋層を超えているが、漿膜下層(SS)がある部位は漿膜下層まで、漿膜下層がない部位は外膜(A)までにとどまる
T4a	がんが漿膜(SE)の表面に露出する
T4b	がんが大腸周辺の他臓器にまで達する

※大腸癌研究会『患者さんのための大腸癌治療ガイドライン2014年版』（金原出版）より作成

大腸がんの病期(ステージ)

0期	がんが粘膜内にとどまる
Ⅰ期	がんが粘膜下層または固有筋層にとどまる(リンパ節転移、遠隔転移がない)
Ⅱ期	がんが固有筋層の外まで浸潤している(同上)
Ⅲ期	リンパ節転移がある(遠隔転移がない)
Ⅳ期	遠隔転移がある

●治療方針の選択

大腸がんの治療には、内視鏡治療、手術、薬物治療、放射線治療などがあります。「大腸癌治療ガイドライン」では、病期別の標準治療が定められていますが、患者の全身状態や持病、年齢など総合的に判断し、担当医と相談して治療方針を決定します。

病期(ステージ)別の標準治療

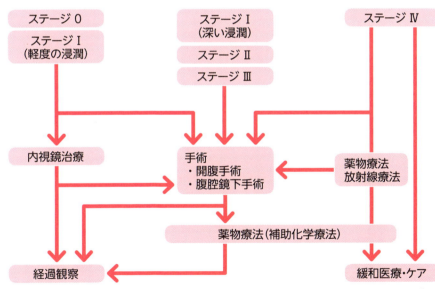

※大腸癌研究会『大腸癌治療ガイドライン2019年版』(金原出版)より作成

大腸がんの治療と病気の基礎知識
早期のがんに対して行われる内視鏡治療

内視鏡治療は早期のがんに対して行われる治療法で、手術と異なり、体の負担が少ないなどメリットの多い治療法です。

●内視鏡治療の対象となるがん

内視鏡治療は、大腸内視鏡を肛門から挿入して、先端の穴から出る専用の器具でがんを切除する治療法です。

治療の対象となるのは、リンパ節に転移している可能性がほとんどない早期のがんで、粘膜下層への浸潤が軽度、加えて内視鏡で一括で取り切れるものです。

大腸の粘膜には感覚神経がないため治療による痛みがなく、腹部に傷をつけないことから体への負担が少なくて済みます。

ただし、切除後の病理検査で、がんが粘膜下層の深いところにまで達している場合や、リンパ節転移の可能性がある場合などは、後日、あらためて手術が必要になることがあります。

また、まれに治療による出血や腸管穿孔（腸に穴が開くこと）などの合併症を起こすこともあります。

●内視鏡治療の方法

内視鏡治療の方法は3通りあり、がんの大きさや肉眼で見たときの形、広がりの程度などによって治療法が決まります。

ポリープ型のがんの切除で行われるのがポリペクトミーで、ポリープの茎に内視鏡の先端から出た金属製の輪（スネア）をかけ、そこに流れる高周波電流で焼き切ります。表面型のがんの場合は、粘膜下層に生理食塩水などを注入してがんを持ち上げてから、スネアで切りとる「内視鏡的粘膜切除術・EMR」か、専用の電気メスで切って粘膜下層を剥がす「内視鏡的粘膜下層剥離術・ESD」が選択されます。

内視鏡治療の方法

ポリペクトミー
内視鏡の先端から出した金属製の輪（スネア）をがんにかけて、高周波の電流で焼き切る

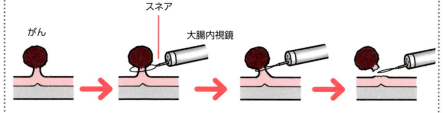

内視鏡的粘膜切除術（EMR）
がんの下に生理食塩水などを注入して持ち上げ、高周波の電流で切りとる

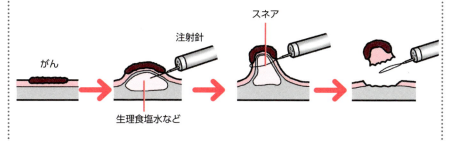

内視鏡的粘膜下層剥離術（ESD）
粘膜下層に生理食塩水やヒアルロン酸を注入してがんを持ち上げて、電気メスで粘膜下層を剥がして腫瘍を切りとる

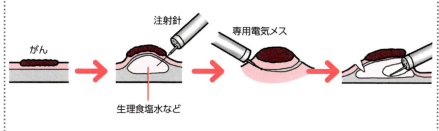

※大腸癌研究会『患者さんのための大腸癌治療ガイドライン 2014 年版』（金原出版）より作成

大腸がんの治療と病気の基礎知識

大腸がん治療の基本となる手術療法

早期のがんでも浸潤が進み内視鏡で切除できない場合や、リンパ節に転移している可能性がある場合は手術が必要となります。

●結腸がんの手術

大腸は、肛門から20cmほどの直腸と、その口側の結腸に大別されます。

大腸がんの手術の基本は、がんが発生した腸管の切除と転移したリンパ節郭清ですが、その方法はがんの発生部位によって異なります。

結腸がんの場合、がんのある部位から口側と肛門側それぞれ10cmのところを切除し、つなぎ合わせます。大腸の長さは1.5〜2mあるので、少し短くなっても術後の機能にはほとんど問題ありません。

結腸がんの手術は**開腹手術**が一般的ですが、近年、**腹腔鏡下手術**も普及してきています。これは、腹部に開けた数カ所の穴から内視鏡と手術器具（鉗子）を入れて、中を観察しながら切除する方法です。穴が小さいため手術後の痛みが小さく、回復が早いので早期の退院が可能です。

●直腸がんの手術

直腸がんは、発生した場所や進行の状況などによって術式が異なります。

リンパ節の郭清を必要としない早期がんでは、肛門からアプローチしてがんのみを切除する**直腸局所切除術**が行われます。

腹部を切開してがんを切除する**前方切除術**では、**自動吻合器**でS状結腸と直腸を吻合します。

がんが肛門に近い場合であっても、同様に、肛門を温存できるのが**肛門括約筋間直腸切除術（ISR）**で、肛門括約筋の一部のみを切除して、S状結腸と肛門管を吻合する方法です。がんを取り残すリスクや術後の排便機能障害による生活の質の低下にも考慮する必要があります。

より肛門に近いがんは、**直腸切断術**で肛門を含めて切除します。

結腸がんの基本的な手術

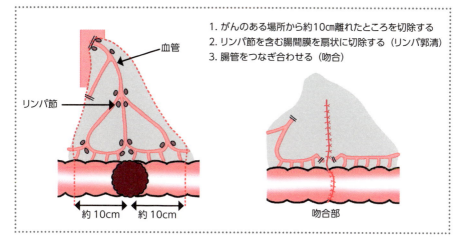

直腸がんの主な手術

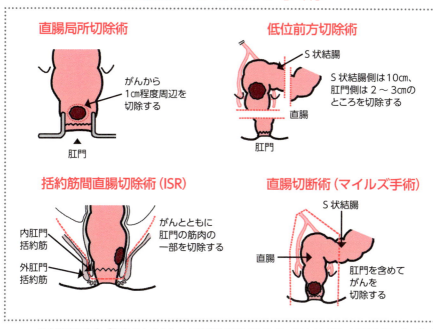

※大腸癌研究会『患者さんのための大腸癌治療ガイドライン 2014 年版』（金原出版）より作成

大腸がんの治療と病気の基礎知識

人工肛門（ストーマ）の造設術

直腸切断術などでは人工肛門の造設手術も行います。できれば避けたい手術ですが、デメリットばかりではありません。

●人工肛門をつくるケース

肛門は、内肛門括約筋（ないこうもんかつやくきん）と外肛門括約筋（がいこうもんかつやくきん）に囲まれています。

内肛門括約筋が常に一定に緊張して便やガスが出ないようにし、それでも出てきそうになったものを、外肛門括約筋が収縮して意思の力で押し留めます。

直腸切断術(マイルズ手術)のように肛門を含めてがんを切除する場合や、がんの切離の際に肛門側の直腸を閉鎖する場合(ハルトマン術)には、肛門の機能を失うため人工肛門（じんこうこうもん）（ストーマ）をつくる必要があります。

マイルズ手術やハルトマン術では、人工肛門の手術はがんの手術の際に行われ、おもにS状結腸を用いて左側の腹部の中ほどに、直径2～3cmの大きさにつくられます。

これらのケースとは異なり、前方切除術で腸管同士をつないでも縫合不全（ほうごうふぜん）を起こす可能性が高い人、実際に縫合不全を起こして再手術となったときなどには、一時的に小腸(回腸)や横行結腸に人工肛門がつくられます。この場合、体力の回復と吻合部の治癒が得られたあとに人工肛門を閉鎖します。

●人工肛門が日常生活の質を高めることもある

近年、がんが肛門に近い場合にも肛門を残す手術が増加していますが、こうした手術は高度な技術が必要で、微小ながんが残ってしまうリスクもあります。また、排便機能を調整していた直腸がなくなり、場合によっては肛門括約筋の一部も切除されるため、排便機能は、術前と比べて確実に低下します。状況によっては人工肛門のほうが安心して暮らせることも理解しましょう。

内肛門括約筋と外肛門括約筋のしくみ

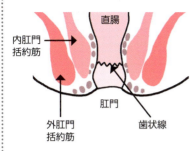

内肛門括約筋
自分の意思では動かせない筋肉（不随意筋）で、通常、一定の緊張をしていて、意識していなくても便やガスを漏らすことがない

外肛門括約筋
自分の意思で締めたり緩めたりできる筋肉（随意筋）で、内肛門括約筋の緊張に打ち勝って降りてきた便やガスを我慢するときに収縮する

永久人工肛門がつくられる主な手術

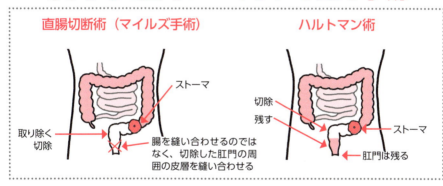

人工肛門の位置を決めるときの原則

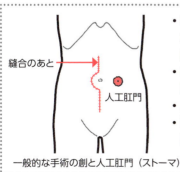

- あらゆる姿勢（立つ、座る、仰向け、前屈など）をとったときにも、手術痕や皮膚のしわ、骨の突起、へそに影響されにくい位置
- 座ったときに、患者自身が見ることができる位置。肥満の人は、腹部で視界が遮られない位置を探す
- 人工肛門の周辺に平らな部分が確保できる位置
- 腹部にベルトや帯などを装着する人は、その場所を避ける

大腸がんの治療と病気の基礎知識
大腸がんで心配される術後の合併症

大腸がんの手術後には合併症が起きることもあります。その場合、入院期間が長くなったり、再手術を受けなければならなくなります。

●大腸がんの手術に直接関係する合併症

合併症は、手術によって引き起こされる症状のことで、最大限に注意しても一定の頻度で起こります。

その症状は、大腸がんの手術に直接関連するもの（外科的合併症）と、手術そのものとは直接関係なく起こるもの（一般的合併症・全身的合併症）に大別されます。

外科的合併症の代表的な症状が、縫合不全、腸閉塞、創感染です。

縫合不全（ほうごうふぜん）は、腸管を縫い合わせたところ（吻合部）がうまくつながらなかったり、縫い目がほつれたりして穴から便が漏れてしまう状態です。吻合部の創の治りが悪かったり、吻合部への血流の障害が生じた場合に発生し、また、術後の下痢により吻合部に強い圧力がかかったときにも起こります。

腸閉塞（ちょうへいそく）は、手術によって麻痺した腸の回復が鈍くなったり、お腹のなかに癒着が発生することで起こります（92ページ参照）。

創感染（そうかんせん）は、手術時の腹部の創が化膿してしまう状態で、大腸がんの手術では特に発生する頻度が高い（10％程度）合併症です。

このほか、吻合部の近くに膿（うみ）が溜まったり（**腹腔内膿瘍、骨盤内膿瘍**）、出血やリンパ液の漏れが続いたりする合併症もあります。

●手術自体とは直接関係ない合併症

一般的合併症には、手術中や手術後に、呼吸器や循環器の状態が悪化することで起こる病気（肺炎、狭心症、心筋梗塞など）があります。また、手術中や手術後に生じた血栓が脳や肺の動脈を詰まらせることで、脳梗塞や**肺塞栓症**（はいそくせんしょう）などを起こすこともあります。

大腸がん手術が原因で起こり得る合併症（外科的合併症）

縫合不全
腸管を縫い合わせたところ（吻合部）がうまく繋がらなかったために、つなぎめから便が漏れ出す状態。穴が小さければ、食事制限や点滴治療で治ることもある。大きい場合は腹膜炎になることがあり、再手術が必要で、一時的に人工肛門をつくることで吻合部が治るのを待つ。縫合不全が治ったら、人工肛門は閉鎖することができる

腸閉塞
手術時に麻痺していた腸の回復が遅かったり、癒着によって正常に働かなかったりする状態（92ページ参照）

創感染
手術の際の腹部やおしりの創に細菌が付着することで創口が化膿する状態。創が腫れたり、痛みや発熱などが起きる。抜糸をしたり、切開してなかの膿を出すことで治る

腹腔内膿瘍・骨盤内膿瘍
お腹の中に膿が溜まる状態。吻合部の近くが多い。軽い場合は抗生物質で治療する。膿が大きい場合は、おなかの中に細い管（ドレーン）を挿入して膿を体外に排出する

出血・リンパ漏
出血やリンパ液の漏れ（リンパ漏）が続くこと。たいていは自然に止まるが、量が多いときは手術が必要になる

手術とは直接関係なく起こり得る合併症（一般的合併症・全身的合併症）

呼吸器合併症
術中・術後は呼吸状態が不安定になりやすく、特に、呼吸器に疾患がある場合や高齢者は、無気肺、感染症（肺炎）や誤嚥性肺炎を起こすことがある

循環器合併症
術中・術後に、循環状態が不安定になることで、不整脈や狭心症・心筋梗塞が起きることがある

血栓症に起因する合併症
手術中や術後に足の静脈の中に生じた血液のかたまり（血栓）が血管壁からはがれ、肺の動脈を詰まらせて、肺塞栓を引き起こすことがある

大腸がんの治療と病気の基礎知識

大腸がん治療における放射線治療

大腸がん治療の多くは切除手術ですが、放射線治療は手術の効果を高めるためや、再発したときの治療として用いられます。

●放射線治療の主な目的

　大腸がんの放射線治療には、補助的放射線治療と緩和的放射線治療の2通りがあります。補助的放射線治療は、がんを小さくしてから手術を行って肛門を温存したり、手術によって散らばる可能性があるがん細胞を死滅させることを目的に、手術の前に行われます。また、手術後に、切除しきれなかったがん細胞を死滅させて骨盤内の再発を防止するために行われることもあります。このように補助的に用いられる場合、多くは抗がん剤治療と併行して行われます。

　いっぽう緩和的放射線治療は、切除が難しいがんに対して行われます。

　がんが骨盤内に再発したり、脳や骨へ転移すると痛みや痺れが出ます。このような場合に、放射線治療により症状を緩和することができます。

●放射線治療の種類

　放射線は、細胞内のDNAを傷つけて、細胞が分裂して増加する能力を抑えたり、自ら死んでいく力を強めて細胞を死滅させる作用があります。このとき、照射したところはがん細胞も正常な細胞も同じように影響を受けるため、皮膚のただれや下痢などの副作用が出やすくなります。一般的なX線やγ線などの光子線(こうしせん)は、体の表面から1〜2cmの皮膚組織でエネルギーがもっとも高くなり、がん細胞を通過しながら減衰していきます。そのため、1度に照射できる量に限界があり、治療の回数が多くなります。

　これに対して陽子線や重粒子線などの粒子線(りゅうしせん)は、がんの周囲のみに高いエネルギーを与えることができるので、正常な組織への作用が少なくなり、副作用も軽減されます。直腸がんの局所再発などへの治療法ですが、現在、限られた医療機関でしか治療が受けられず、費用も高額です。

放射線治療のメリットとデメリット

メリット
- 薬物治療と異なり、局所のみに作用する
- 一度の治療時間が短く、痛みも感じないため体への負担が小さい
- 通院での治療が可能
- 体力がない高齢者でも受けられる
- 身体機能を温存することができる

デメリット
- 治療期間中に現れる早期反応と、数カ月から十数年後に現れる晩期反応といった副作用がある
- 一定の期間、ほぼ毎日治療を受けなければ効果が損なわれる
- 照射されなかった部分のがん細胞が死滅せず残ってしまう

放射線治療の主な副作用

早期反応
- 皮層の赤みやかゆみなどの局所的な副作用
- 疲れやすい、食欲不振、貧血などの全身的な副作用
- 腹部や骨盤を治療したときには、下痢、吐き気などの副作用が現れることがある
- 転移した部位に応じた、そのほかの副作用が現れることがある

晩期反応
- 治療後数年以降に照射を受けた腸の内腔が狭くなったり、潰瘍ができて出血することがある
- 生殖器が照射範囲に含まれる場合には、不妊の原因になったり、頻度は少ないが二次がんの原因になる

一般的な放射線（光子線）と粒子線のイメージ

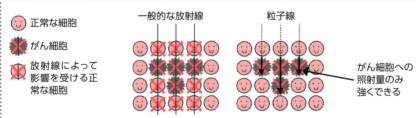

一般的な放射線（X線などの光子線）治療は周囲の正常な細胞にも影響を与えるが、粒子線（陽子線、重粒子線）による治療は正常な組織をほとんど傷つけない

大腸がんの治療と病気の基礎知識
進化する薬物療法

抗がん剤治療は、手術の効果を高めるために補助的に行われるほか、再発した大腸がんや切除不能ながんの進行を遅らせるためにも行われます。

●抗がん剤治療の目的と効果

　薬物療法（従来の抗がん剤〈殺細胞性抗がん薬〉）、分子標的治療薬、免疫チェックポイント阻害薬）は、薬剤の成分が血流にのって全身に行き渡ることで、局所以外のがんに対しても作用する治療法です。

　そのため、手術で切除しきれなかったがんの再発リスクを抑えたり、再発したがんの進行を遅らせたりすることに高い効果を発揮します。また、従来の抗がん剤は、補助療法として、手術後に一定期間用いることで再発の抑制が期待されます。

　なお、抗がん剤はがん細胞だけでなく、正常細胞にも障害を与えるため、副作用が出てきます。副作用の種類や程度は、抗がん剤の種類により異なり、個人差もあります。最近では、副作用を予防する薬も開発されており、とくに吐き気・嘔吐はコントロールができるようになっています。

　薬物療法を受ける場合は、どのような副作用（種類や時期、期間など）が出るのか、担当医からよく説明を受けることが大切です。

●分子標的治療薬とは

　がん細胞や、その増殖を支える新生血管のもつ特異な性質を分子レベルでとらえ、それを標的に効率よく作用するようにつくられたのが「分子標的治療薬」です。治癒切除不能な進行した大腸がんや、再発した大腸がんに用いられます。治癒切除ができた患者さんに、再発予防的に使うことはありません。現在、抗EGFR抗体薬、血管新生阻害薬、マルチキナーゼ阻害薬などがあります。抗EGFR抗体薬は、RAS遺伝子(がん細胞の増殖をコントロールしている遺伝子)のうち野生型(変異がないタイプ)が適応とされています。分子標的治療薬は単独で使用されることもあります

※薬剤についての最新情報は、常に更新されているので、ドクターにお尋ねください。

が、従来の抗がん剤と組み合わせて高い効果があることがわかっています。ただし、分子標的治療薬は人によって特有の副作用が起こることがあり、使えない患者さんもいるので、担当医によく相談しましょう。

推奨されている大腸がんの術後補助化学療法

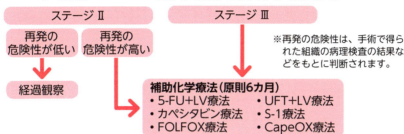

※再発の危険性は、手術で得られた組織の病理検査の結果などをもとに判断されます。

※大腸癌研究会『大腸癌治療ガイドライン2019年版』(金原出版)より作成

大腸がんの化学療法に使用される主な治療薬

	薬剤の種類	薬剤の一般名	投与方法
従来の抗がん剤	代謝拮抗剤	フルオロウラシル(5-FU)	点滴
		テガフール・ウラシル配合剤(UFT) テガフール・ギメラシル・オテラシルカリウム配合剤(TS-1) カペシタビン(ゼローダ) トリフルリジン・チピラシル塩酸塩配合錠(ロンサーフ)	内服
	植物アルカイド	イリノテカン	点滴
	プラチナ(白金)製剤	オキサリプラチン	
分子標的治療薬	抗EGFR抗体薬	セツキシマブ パニツムマブ	点滴
	血管新生阻害薬	ベバシズマブ ラムシルマブ アフリベルセプトベータ	
	マルチキナーゼ阻害薬	レゴラフェニブ	内服
	ROS1/NTRK阻害薬	エヌトレクチニブ(ロズリートレク)	
	BRAF阻害薬	エンコラフェニブ(ビラフトビ)	
	MEK阻害薬	ビニメチニブ(メクトビ)	

大腸がんの治療と病気の基礎知識
第4の治療法として期待される免疫療法

免疫療法は、新たながん治療として期待されていますが、今のところ有効性が認められるがんの種類が限定されています。

●大腸がんの免疫療法は今後に期待

　免疫とは、自分の体の細胞以外の異物が侵入するのを防いだり、侵入してきた異物を攻撃するしくみです。この役割を担うのがT細胞をはじめとする免疫細胞ですが、免疫細胞が弱っているとがんに対する攻撃力が抑えられ、がん細胞が成長して増殖してしまいます。

　免疫療法は、がん細胞が免疫細胞を抑え込もうとするのを阻んだり、免疫細胞自体の力を強めることで、がんを治療する方法です。

　がん細胞は、がん免疫にかかわるT細胞の攻撃にブレーキをかけるしくみを持っています。例えば、がん細胞は「PD-L1」というアンテナを出して、がんを攻撃するT細胞にある「PD-1」という受容体に結合し、T細胞の攻撃から逃れています（図❶）。「PD-1受容体」に蓋をして、「PD-L1」が結合しないようにすれば、T細胞によるがん細胞への攻撃にブレーキがかからないようにできます（図❷）。「ペムブロリズマブ（キイトルーダ）」は「PD-1」に結合する抗体を薬として開発されたもので、免疫チェックポイント阻害剤のひとつです。この治療の有効性は「MSI(マイクロサテライト不安定性)検査」という大腸がんの遺伝子の検査で予測することができます。現段階では日本人では2〜3%の患者さんに有効とされています。

免疫チェックポイント阻害剤のイメージ

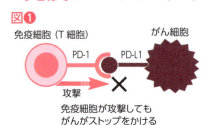

※薬剤についての最新情報は、常に更新されているので、ドクターにお尋ねください。

第3章

手術の後遺症と薬物療法の副作用への対応

治療の副作用と後遺症への対応
手術の後に起こる腸閉塞

腸閉塞は、術後の日常生活である程度予防することができますが、緊急性が高いタイプの場合、手術が必要になることもあります。

●腸閉塞が起きる原因

　手術では臓器に細かい傷ができたり微出血したりしますが、その部分に炎症が起きて腸が癒着することがあります。癒着が起きると、腸がねじれたり狭くなったりして腸閉塞の原因となります。また、腹膜播種を起こしているときも、がん細胞の成長の過程で腸を巻き込み、腸閉塞を起こすことがあります。

　腸閉塞は、術後すぐに現れるだけでなく、数年経過して現れたり、何度もくり返し現れることもあります。

　症状は、腹痛、腹部の膨満感、しゃっくり、吐き気や嘔吐などで、排便やおならが止まります。

●腸閉塞が疑われたときの対処法

　腸閉塞には、腸が塞がっただけで腸管への血流が保たれている単純性腸閉塞と、腸管に栄養を送る血管の詰まりによって血行障害を起こしている複雑性(絞扼性)腸閉塞があります。

　腸閉塞ではないかと思ったときは手術を受けた医療機関で診察してもらいましょう。レントゲン写真やCTで診断され、腹部所見や採血データとあわせて重症度や治療の方法が判断されます。

　鼻から胃や小腸に管を通して拡張した腸管内の腸液を排出すれば、多くの腸閉塞は回復します。それでも回復しない場合は手術を行います。

　複雑性腸閉塞の場合は、血流障害によって腸が壊死してしまうため、緊急手術が必要となります。

腸閉塞の主な初期症状

腹痛
- まず初めに現れる症状。単純性腸閉塞の場合は、間欠的に腹部全体が痛む
- 複雑性腸閉塞の場合は、激烈な痛みが持続し、全身状態が急激に悪化する

排便・排ガスの停止
- 腸の動きが悪くなると便秘になったりおならが出なくなるが、初期症状として現れないこともある

腹部膨満
- 腸閉塞が起きた場所から先へは食物や腸液、ガスが流れなくなり、ガスや腸液が溜まることで腹部が膨らむ

しゃっくり
- 胃や腸にガスが溜まると横隔膜が刺激されてしゃっくりが出ることがある

吐き気・嘔吐
- 腸の中の流れが悪い状態が長く続くと、腸液が逆流して嘔吐する

腸閉塞の治療

保存的治療
- 軽度の場合は絶飲食と点滴で様子を見るが、鼻から減圧用のチューブを胃や小腸に入れ、腸の中に貯留した腸液を排出することで改善をはかることが一般的である

手術
- 保存的治療で改善しない場合は手術が必要になる
- 腸の血流が悪くなった複雑性腸閉塞の場合は緊急手術を行う

腸閉塞の再発を予防するための生活のポイント

食生活の見直し
- しっかり噛み砕いて、時間をかけて食事する
- 消化が悪いものを多く食べない
- 食物繊維を多く含む食品は細かく切って調理する
- 腸閉塞をくり返す場合には、一度の食事を控えめにして回数を分ける

適度な運動
- ウォーキングなど適度に運動して、腸を活性化させる

便秘の予防
- 規則正しい生活で体のリズムを整える
- 水分を充分に摂取する
- 食物繊維を適度に摂取する
- 軽い運動を日々の生活に取り入れる

治療の副作用と後遺症への対応
排便機能障害への対応

手術のあとは腸の機能が不安定なため、排便機能にも障害が生じます。時間の経過とともに安定するので焦らずに対処しましょう。

●排便機能障害の主な症状

　小腸で消化・吸収された食物は、液状～泥状となった状態で大腸に送られ、大腸では、水分が吸収されます。手術後は腸の働きが不安定なため、これらの機能が十分に働かず、下痢や軟便の状態になることがあります。特に、大腸を広範囲に切除した場合は泥状や水様便になります。

　直腸を切除した場合は、直腸が短くなることで便を溜める機能が低下し排便障害が起きます。そのため、便が少量ずつ何度も出たり（頻便)、急に強い便意を生じ、トイレに間に合わないこともあります（便失禁)。また、直腸が過敏になって、便が溜まっていないのに1日に何度も便意を感じることや（便意頻回）周期的に便秘と下痢をくり返すことも、典型的な症状です。これらは「低位前方切除症候群」といいますが、とくに、肛門括約筋間直腸切除（ISR）を受けた場合、便の排出を抑える筋肉の一部を失っているため、1日に何度も便失禁が起きることがあります。

●症状が落ち着くまでセルフケアで対処する

　こうした症状が改善するスピードには個人差がありますが、結腸の手術の場合には体の回復にともない数週間程度で安定し、多くの患者さんでは術前と同程度まで回復します。

　一方、直腸の手術により生じた「低位前方切除症候群」の排便障害は完全には治りませんが、時間の経過とともに改善が期待できます。その間、症状が悪化しないようケアをしましょう。水分補給と食事の管理が大切です。また、腹部を冷やさないこと。肛門がただれないようにスキンケアを欠かさないほか、骨盤底筋訓練で肛門の筋肉を鍛える方法もあります。整腸剤等が有効な場合もありますので、担当医に相談しましょう。

大腸と排便のしくみ

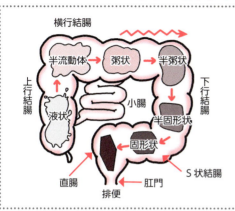

大腸の働き
小腸で栄養素のほとんどを消化・吸収された食べ物が、大腸を通る間に水分が吸収されて固形化していく

直腸の働き
固形状の便を溜めておき、一定量になると直腸の神経を刺激して便意を起こし、肛門から押し出す

排便機能障害の主な症状

結腸の手術
- 排便が不規則になる
- 下痢や軟便が続くこともある
- ほとんどは術後数週間で改善する

直腸の手術（低位前方切除）
- 頻便と便秘をくり返す
- 便失禁を生じることもある
- 生涯続くが、時間とともに症状の程度には改善が期待できる

セルフケアの主なポイント

水分補給と便秘予防の食事
下痢のときは脱水症状を起こしやすいので水分を補給しましょう。便秘のときにも効果的。便秘は腸閉塞の原因になることがあるので、消化のよいものを摂りましょう。

肛門周囲のケア
下痢便に含まれる消化酵素で皮膚や粘膜がただれやすくなるので、温水洗浄便座を利用したり、シャワーで洗い流しましょう。医師に相談し皮膚の炎症を抑える薬を塗りましょう。

医療機関で整腸剤などをもらう
下痢や便秘がひどいときは、市販の薬を使わず、手術を受けた医療機関に相談しましょう。

治療の副作用と後遺症への対応

排尿機能障害や性機能障害への対応

直腸がんの手術では、排尿機能や性機能に後遺症が起きることがありますが、その程度や回復は周辺の自律神経の温存程度によります。

●直腸がん術後の機能障害の原因

　直腸の周辺には、膀胱や尿道括約筋の働きや性機能にかかわる骨盤内自律神経が分布しています。

　直腸がんの手術の際は、こうした神経をできるだけ温存する手術が行われますが、がんの広がり方によっては自律神経も切除しなければならず、排尿機能や性機能に後遺症が現れます。また自律神経が温存された場合にも症状が生じることもあります。

●排尿機能障害の対処のしかた

　排尿機能は、蓄尿（膀胱に尿を溜める）と排尿（尿を排出する）の２つのしくみから成り立っています。機能障害を起こすと、蓄尿時に膀胱内の圧力が上がっておなかに力がかかったときに尿がもれたり（**失禁**）、排尿時に尿を押し出しきれずに多量の尿が膀胱に残ってしまう（**残尿増加**）などの症状が現れます。これらの症状を放っておくと、膀胱炎や腎臓の機能障害を引き起こすことがあるので注意が必要です。

　軽度の場合は薬物治療で改善が期待できますが、残尿が多量で自力で排出できない場合は**自己導尿**を行います。これは、細い管（カテーテル）を尿の出口から膀胱まで通して溜まった尿を排出する方法で、１日に数回行います。自律神経が完全に切除されていない場合には、排尿機能障害は一時的なことが多く、時間の経過とともに改善することが期待されます。

●性機能障害は専門医へ相談する

　性機能障害が現れやすいのは男性です。

　勃起が不十分でなく性交に支障をきたしたり（**勃起障害**）、勃起はして

も正常時とは逆に膀胱内に射精（逆行性射精）することがあります。

　勃起障害については、勃起状態を持続させる器具や薬で治療することもありますが、年齢や精神的なダメージが影響していることも少なくありません。

　また、女性の場合、膣の湿潤度などに影響し（潤いにくくなる）、性交痛などの症状が現れることもありますが、自律神経と性機能との関わりについては明らかになっていません。心理的な要因も大きいと考えられています。いずれにしても、担当医を通じて専門医の診察を受けることが大切です。

直腸周辺の神経の分布

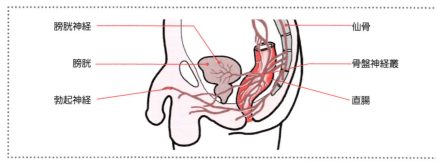

排尿機能障害の主な症状

- 尿意を感じない
- 排尿してもすっきりしない（残尿）
- 尿もれ（尿失禁）を起こしてしまう
- 自力で排尿できない
- 放置すると発熱（尿路感染）や腎機能低下の原因となる

排尿機能障害への対処

薬物治療
膀胱の排尿筋の収縮力と尿道抵抗を調整する薬を用いる

自己導尿
- 尿道口にカテーテルを挿入し、膀胱に溜まった尿を排出する
- 尿意にかかわらず、1日数回行う
- 清潔操作により感染を予防する

尿もれパッド
尿もれが不安なときは、尿漏れパッドなどを用いる

治療の副作用と後遺症への対応
抗がん剤で心配される副作用のいろいろ

全身にくまなく行き渡る抗がん剤は、体の各部に何らかの副作用をもたらしますが、緩和する方法もあるので主治医に相談しましょう。

●副作用には自覚できるものと検査でわかるものがある

　抗がん剤の副作用には、吐き気や下痢、食欲不振、手足のしびれ、脱毛など自覚症状として現れるものと、肝臓や腎臓の機能低下、骨髄の抑制など検査でわかるものがあります。

　副作用が起きるのは、抗がん剤が細胞を攻撃して分裂して増殖する作用を阻害したり、遺伝子を傷つけたりするためです。

　胃腸や口の中の粘膜が再生しにくくなることで下痢、吐き気や嘔吐、食欲不振、口内炎などを引き起こし、毛根の成長が阻害されることで脱毛が起こります。また、骨髄の働きが抑制されることで貧血やめまいなどの症状が現れたり、感染症にかかりやすくなります。副作用の現れかたは、使用する薬や量、使用期間などによって異なりますが、おおむね治療直後から数日後もしくは数週間後に現れます。治療中は副作用が続きますが、症状が強い場合は薬や量を変えることなどで緩和されます。

●分子標的治療薬には特有の副作用がある

　抗EGFR抗体薬のセツキシマブやパニツムマブの副作用は、皮膚障害の頻度が高く、ステロイド外用薬や抗生物質(ミノサイクリン)の使用など、発疹への対策が重要です。また、まれながら間質性肺炎や心機能の低下、薬に対するアレルギー反応など重症な合併症も生じることがあります。血管新生阻害薬のベバシズマブ、ラムシルマブ、アフリベルセプトベータは、頻度はまれですが消化管穿孔(消化管に穴があく)、深部血栓塞栓症(血管の中に血の塊ができる)など、直前まで自覚症状が乏しく、発症すると重症化する副作用もあります。高血圧や尿所見の異常を誘発する頻度が高いので定期的な検査が必要です。

抗がん剤治療の主な副作用と、その症状を軽減する治療（支持療法）

副作用		症状	支持療法
消化器の症状		吐き気・嘔吐 食欲不振 口内炎 下痢	制吐薬 経腸栄養剤 うがい薬、外用薬 点滴、止痢薬
末梢神経障害		手足のしびれ、のどの異和感	ビタミンB製剤
骨髄抑制	白血球減少	感染による発熱	抗生物質、G-CSF製剤
	血小板減少	出血傾向	止血薬、血小板輸血
	赤血球減少	貧血、倦怠感	赤血球輸血
皮膚障害		発疹、色素沈着、水疱、皮膚乾燥、爪の変化、爪囲炎	保湿剤、ステロイド外用薬、ミノサイクリン内服薬
腎臓障害		腎機能の低下、血尿	水分補給、利尿剤
肝臓障害		肝機能の低下、黄疸	肝庇護薬
肺機能障害		せき、発熱	ステロイド剤、抗生物質
心臓障害		不整脈、心不全、心筋障害	

副作用が現れる時期のめやす

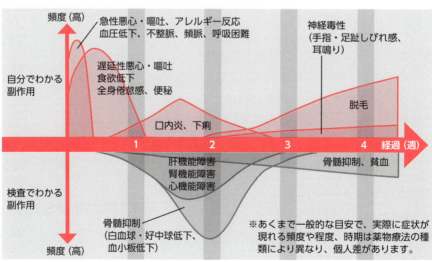

※あくまで一般的な目安で、実際に症状が現れる頻度や程度、時期は薬物療法の種類により異なり、個人差があります。

※国立がん研究センター「がん情報サービス」より作成

治療の副作用と後遺症への対応
主な副作用のセルフケアのしかた

どのような副作用が現れ、どのように対処すればよいかを知ることで、治療に対して必要以上の不安感を抱かずにすみます。

●日ごろの生活から治療の副作用を和らげる

　治療の副作用は、使用する薬や量、治療を受ける人の全身状態などによって現れ方に個人差があります。治療を進めていくうちに慣れていく副作用もありますが、副作用が予想されたものなのか、現れたときにどのように対処すれば緩和されるか、自分にあった方法を見つけておくと安心です。

　また、副作用のなかには、日ごろから注意しておくことで症状を和らげることができるものもあります。症状が重くならないよう、過労を避け、睡眠を充分にとり、規則正しい生活を心がけましょう。

　ただし、副作用には、ある程度我慢すれば対処できるものと、我慢せずに医療機関に連絡したほうがよいものがあります。抗がん剤治療を受ける前に、あらかじめ主治医からよく説明を受け、状態によっては早めに受診することが大切です。

●自覚しにくい副作用への予防対策

　副作用のなかには自覚症状として現れるものと、自覚しにくいものがあります。吐き気や嘔吐、脱毛は前者ですが、骨髄の抑制（白血球や血小板の減少）は検査でしか知り得ません。

　血液の中の白血球が減少すると感染症にかかりやすくなり、血小板が減少すると出血しやすくなったり、出血しても止まりにくくなります。また、高血圧もほとんど自覚症状がないため、その兆候に早く気づくことが大事です。毎日、体温と血圧を計り、いつもと違う兆候が現れたら医療機関に連絡するなど、早めに対応できるようにしておきましょう。

副作用に対する主なセルフケア

吐き気・嘔吐・食欲不振
- 臭いの強い花や香水などを避ける
- 無理をして食べようとせず、食べられるものを少量ずつゆっくり食べる
- 消化の悪いものや高脂肪、刺激の強い食べ物は避ける
- 水分の摂取(こまめに少量ずつ)に努める
- あらかじめ医師と相談のうえ、制吐薬、栄養剤を準備しておく

口内炎・味覚障害
- うがいや歯磨きをきちんとして口腔内を清潔に保つ
- やわらかい歯ブラシを使い、歯茎を傷つけないようにする
- 刺激の強い食べ物や、かたいもの、アルコールなどを避ける
- くちあたりがよく消化のよいものを少しずつ食べる
- うがいやリップクリームなどで、口腔内と唇の乾きを防ぐ

下痢
- 安静にして、腹部を温める
- 消化の良いものを少量ずつ食べ、刺激物や乳製品は避ける
- バナナなど、カリウムを多く含む食品を摂取すると良い
- スポーツドリンクなどで、十分な水分補給をする
- 排泄のあとは、感染防止のために陰部を洗浄する

便秘
- 十分な水分補給をして、繊維の多い食物を摂る
- 無理のない程度に軽い運動をする
- 便意を感じたらタイミングを逃さずトイレに行く
- 規則正しい生活を心がけ、毎日同じ時間にトイレに行く習慣をつける

末梢神経障害
冷たい空気や物に触れると、しびれや刺すような痛み、喉が締め付けられるような感覚になるなどの感覚異常が起きる
- 冷たい空気や水、物などに直接触れないようにする
- 冷たい飲み物や食べ物を避ける
- 外傷に気づきにくくなるため火傷やけがに注意する
- 温めると症状が緩和される
- 靴下をはいて、足を保護する

手足症候群
- 保湿クリームを塗って乾燥を防ぐ
- 手足の先や爪などが赤くなったりヒリヒリし始めたら、処方されたステロイド外用薬を塗り、医療機関に連絡して症状を確認してもらう

色素沈着
皮膚や爪の色が黒味を帯びたり、黒い斑点が現れたりする
- 帽子や手袋を着用し、直射日光を避ける
- 日焼け止めクリームを塗る

副作用に対する主なセルフケア（つづき）

脱毛
- 刺激の少ないシャンプーで爪を立てずに洗髪する
- やわらかいヘアブラシを使用し、ドライヤーも低温にするなど頭皮への負担を少なくする
- パーマやカラーリングは避ける
- 直射日光や乾燥から頭皮を守る
- 医療用のかつら（ウィッグ）や、やわらかい素材の帽子、バンダナなどを用いる

貧血・めまい・倦怠感
赤血球の数が減少すると、疲労、倦怠感、めまい、動悸・息切れなどの貧血症状を起こすことがある
- ゆっくりとした動作で動き始める
- ゆっくりと歩き、疲れたら休憩する
- お風呂は、熱くないお湯に短時間つかるようにする
- めまいがするときは安静にする

出血傾向
血小板が減少するとあざができやすくなったり出血しやすくなる。出血すると止まりにくくなる
- 転倒や外傷、打撲に注意する
- 激しく動く仕事やスポーツは避ける
- 歯ブラシで歯茎を傷つけないようにする
- ひげを剃るときは電気シェーバーを使用する
- 排便時は力まず、排泄が難しければ下剤を処方してもらう
- アルコールを控える
- 身に覚えのないあざや血便があるときは医療機関に相談する

感染症
骨髄抑制（こつずいよくせい）により白血球が減少すると免疫機能が低下するため、感染症を起こしやすくなる
- うがい、手洗いをこまめにする
- 外出するときは人混みを避け、マスクを着用する
- 体を清潔にし、排泄のあとは陰部を洗浄する
- 保湿クリームなどで肌の乾燥を防ぐ
- 切り傷に注意し、庭の手入れやペットの世話などをするときは、手袋を使用する（好中球減少の時期は、ペットに近づかず、生花を置くことも避ける）
- 生ものを避け、調理後すぐに食事をするなど食中毒に留意する
- 毎日体温を測って体調を管理する
- 主治医の許可なしに予防接種を受けない
- 急な発熱や寒気、排尿時に痛みが出たら医療機関に相談する

高血圧
ほとんど自覚症状がないので注意が必要
- 毎日決まった時間に血圧を測定して記録しておく

※国立がん研究センター「がん情報サービス」などを参考に作成

第4章

体調を整える手術後の生活のしかた

体調を整える手術後の生活のしかた
自宅に戻ってからの生活の注意

入院中は病院側に生活全般を任せることができましたが、退院後は体調管理や生活の質の向上のため、どんなことに気をつければよいのでしょうか。

●今後の生活について、退院前に確認しておく

　大腸がんの場合、手術後7〜14日ほどで退院するのが一般的です。退院後は、患者さん自身で体調管理をしていくことになります。

　退院が決まると、医師や看護師から今後の治療や日常生活の送り方についての説明があります。気になることがあればその際に具体的に質問し、アドバイスをもらっておくようにしましょう。

●生活習慣を見直し、自分のペースで元の生活に近づけていく

　体調を整え、日常生活を楽しめるようにするためには、生活習慣の見直しも必要です。健康的な生活は回復を助けるだけでなく、がんと闘う身体の基礎づくりにもつながります。

　また、手術後の回復のしかたには個人差があります。体力・気力が十分でないうちに「早く元気になりたい」と張りきりすぎると、かえって体に負担がかかってしまうこともあります。疲れたとき、痛みや不調を感じたときは無理をせず、ゆっくり休むことも大切です。

●薬の服用は慎重に

　病院で処方された薬は、医師の指示に従って服用します。飲み忘れたときの対処法などについても、退院前に確認しておくとよいでしょう。

　処方された薬の情報は、薬局で「おくすり手帳」に記載してもらっておくとよいでしょう。風邪など大腸がん以外の病気で別の病院を受診する際は、医師に「おくすり手帳」を提示します。市販薬を使いたい場合は、事前に主治医に相談し、許可を得てから服用するようにします。

毎日の暮らしの見直しに役立つ！
がんを防ぐための新12カ条

1. たばこは吸わない
2. 他人のたばこの煙をできるだけ避ける
3. お酒はほどほどに
4. バランスのとれた食生活を
5. 塩辛い食品は控えめに
6. 野菜や果物は不足にならないように

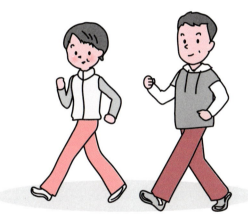

7. 適度に運動
8. 適切な体重を維持
9. ウイルスや細菌の感染予防と治療
10. 定期的ながん検診を
11. 身体の異常に気がついたら、すぐに受診を
12. 正しいがん情報でがんを知ることから

「国立がん研究センターがん予防・検診研究センター」資料を参考に作成

体調を整える手術後の生活のしかた

体調管理の基本は生活リズムを整えること

食べる、寝る、動く、休む……。毎日あたりまえのようにしていることこそ、体をつくる基本。さらに、心の健康を保つうえでも大切です。

●退院後に生活リズムが乱れることも

　退院した安心感もあり、自宅に戻ると、つい生活が不規則になりがちです。朝は遅くまで寝ていて中途半端な時間に食事をとり、なかなか寝つけずに夜更かしをする。そして翌朝も朝寝坊……。ちょっとした気のゆるみから、「遅寝遅起き」の悪循環に陥ってしまうことがあります。

●人の体にとって自然な生活リズムが体の機能を整える

　人の体には、約24時間を「一日」として働くリズムが組み込まれています。そしてこのリズムによって、睡眠はもちろん、体温や血圧、脈、ホルモンの分泌などもコントロールされています。
　人にとって自然なのは、朝起きて、日中は活動し、夜は休息すること。とくに、「朝になったら起きること」が大切。24時間サイクルのリズムは朝日を浴びることでリセットされ、体が活動に適した状態になるからです。
　起きて活動すれば食欲がわき、食事をすれば排泄も起こります。そして、起きてから一定の時間がすぎれば自然に眠くなるため、適度な時間に就寝し、十分な睡眠をとることができる……。自然で規則正しい生活リズムを守ると体の機能も整うため、スムーズな回復にもつながります。

●大切にしたいのは「起床」と「食事」

　生活リズムを整えるポイントは、「朝きちんと起きること」と「一定の時刻に食事をとること」です。生活リズムが安定して体調がよくなれば、日中の活動量が増え、それに伴って刺激も増えます。その結果、生活や仕事に対する意欲も高まり、前向きな気持ちで過ごせるようになるでしょう。

生活リズムを整えるために

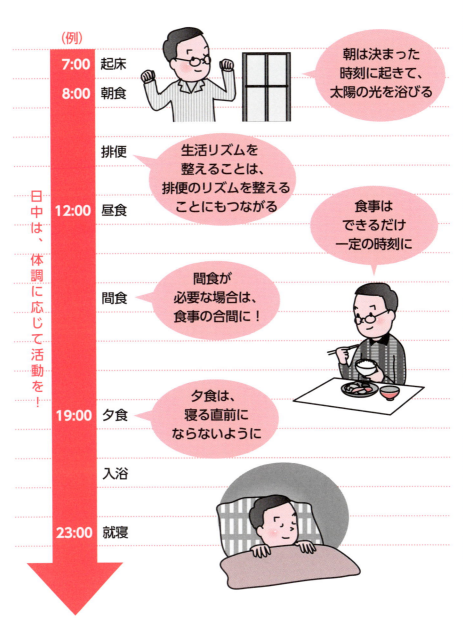

体調を整える手術後の生活のしかた
排便の悩みは少しずつ改善されていく

大腸がんの手術後には排便習慣に変化が見られますが、時間とともに腸の働きが回復し、排便に関する症状もやわらいでいくことがほとんどです。

●手術後は排便に関する問題が起こりやすい

大腸がんの手術後は、多くの人に排便の異常が見られます。便秘、下痢、頻便など、症状は人によってさまざまです。切除した部位や範囲、治療方法、回復のペースなどによる違いはありますが、こうした症状は長くても術後半年ほどで治まることがほとんどです。ただし、肛門に近い直腸を切除した場合は便をためておくことができなくなるため、体調が落ち着いてからも排便は不規則で、1日3～6回程度と、手術前より多いことが一般的です。

●便秘が気になるときの対処法

2～3日に一度でも、規則的に排便がある場合は、それほど心配はありません。つらい場合は、主治医の処方による整腸薬や緩下剤で排便を促します。便秘の予防・改善には、規則正しい食事と、決まった時間にトイレに行く習慣をつけることが大切です。水分が不足すると便がかたくなるので、水分もしっかりとりましょう。適度な運動も効果的です。

●下痢が気になるときの対処法

下痢を起こしたときは安静にし、おなかを冷やさないようにします。下痢によって体内の水分が失われると脱水を起こす可能性があるので、こまめに水分をとりましょう。冷たいものは腸を刺激するので、白湯など温かいものを飲むようにします。症状がつらいときは主治医に相談し、整腸剤や下痢止め薬を処方してもらいましょう。便意が頻繁に起こるときは、一時的に失禁パッドなどを使うようにすると安心です。

排便のリズムを整えるために

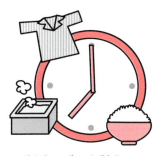

生活リズムを整える
起床や就寝、食事の時間などはできるだけ一定に

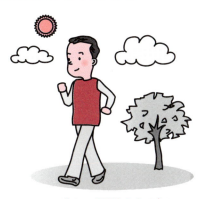

ほどよい運動を心がける
無理のない範囲で体を動かす習慣をつける

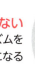

気にしすぎない
ストレスは排便のリズムをくずす原因になる

排便の異常があるときは……

> 症状が激しかったり、長く続いたりしてつらい場合は、医師に相談して薬を処方してもらうとよい

下痢を起こした場合
こまめに水分補給をし、おなかを冷やさない。心配なときは失禁対策グッズを利用する

便秘を起こした場合
水分を多めにとり、朝食後など決まった時間にトイレに行く習慣をつける

体調を整える手術後の生活のしかた
入浴の際に気をつけること

手術後しばらくはシャワー浴のみですが、医師の許可が出れば入浴できるようになります。短時間の入浴から始め、体を慣らしていきましょう。

●洗い場では座面の高い椅子が便利

　入浴のメリットは体を清潔に保ち、血行を改善することで、疲労回復やストレスの解消にも役立ちます。

　体力の消耗を防ぐため、退院の直後には長時間の入浴は避けましょう。また、座面の高い浴室用の椅子を用意しておくと、体を洗う際のおなかやおしりへの負担を軽くすることができます。

●ぬるめのお湯でリラックス

　入浴のタイミングは、就寝前がおすすめです。お湯の温度は、ややぬるめに。熱いお湯につかると体力を消耗するうえ、体を「活動モード」にする交感神経が活発になるため、眠気を感じにくくなってしまいます。反対に、体温に近いぬるめのお湯なら、体を「休息モード」にする副交感神経が活発に。心と体をリラックスさせるのに役立ちます。

　体が温まってリラックスすると、腸の動きもよくなります。便秘が気になる人は、浴槽の中でマッサージをしてみるのもよいでしょう。おなかに手のひらを当て、大きく「の」の字を書くように、右回りにさすります。

●下痢をしているときも入浴したほうがよい

　下痢が気になるときにも、入浴はおすすめです。体を温め、リラックスすることは下痢の改善にも役立ちます。また、下痢をしているときの便は酸性のことが多く、肛門周辺の肌がただれやすくなります。入浴で肌を清潔にすることは、肌のケアにもつながります。ストーマを造設した場合でも、いくつかの注意点を意識すれば入浴は可能です（132ページ参照）。

入浴のポイント

- 便秘をしているときは、浴槽につかりながらおなかのマッサージを
- 長時間の入浴は避ける
- 心身をリラックスさせるため、お湯はぬるめに
- 下痢をしているときは、おなかを温め、肌を清潔に
- 座面が高い椅子があると、楽な姿勢で体を洗うことができる

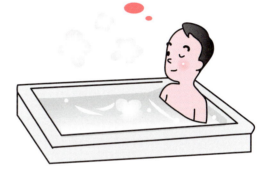
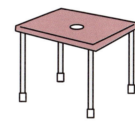

体調を整える手術後の生活のしかた
適度な運動は体力の回復に欠かせない

手術後の体調を整えるためには、適度に体を動かすことも必要です。回復の度合いに応じて、無理のない範囲で運動することを心がけましょう。

●運動にはストレス解消や睡眠の質を上げる効果も

入院中は、あまり体を動かす機会がありません。筋肉は使わなければ減っていくため、退院直後は筋肉量が減って体力も低下しています。体力をとり戻すためには、食事や休息に加えて適度な運動も大切です。

筋肉を使って体を動かすことは、血行の改善や心肺機能の維持・向上に役立ちます。さらに、食欲増進やストレスの解消に役立ち、夜もぐっすり眠れるようになります。

●体調に応じて、少しずつ運動の強度を上げる

「筋肉を使う」とはいっても、筋トレのようなきつい運動をする必要はありません。退院直後は、日常生活の中で体を動かすことを心がけることから始めます。自宅での階段の上り下り、室内の掃除、できる範囲での軽いストレッチなどを疲れない程度に行ってみましょう。

体力がついてきたら、自宅の近くの散歩を始めるのも有効です。散歩に慣れてきたら少しペースを上げたり距離をのばしたりし、軽く汗ばむ程度の強度をめやすにウォーキングをしてみましょう。

●水分補給や感染予防も忘れずに

運動は、少しずつでもよいので、毎日続けることが大切です。ただし、体調が悪いときには無理をせず、体を休めましょう。

脱水や便秘予防のため、運動の前後には必ず水分補給を。体力の低下に伴って抵抗力も弱まっているので、屋外での運動から帰ったときは、すぐに手洗いとうがいをして、かぜなどの感染症の予防に努めましょう。

適度に体を動かすために

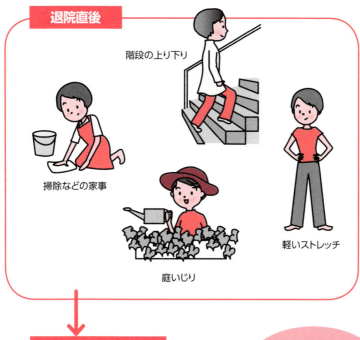

退院直後
- 階段の上り下り
- 掃除などの家事
- 庭いじり
- 軽いストレッチ

体力がついてきたら

家の近くの散歩
↓
日用品の買いもの
↓
歩く範囲を広げていく＆
歩くペースを上げる
↓
汗ばむ程度の速さでウォーキング

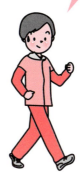

体調が悪いときには無理をしない！

体調を整える手術後の生活のしかた
質のよい睡眠をとるために

手術後の療養中は、体と心をしっかり休ませることが大切。でも、なかなか寝付けない、ぐっすり眠れない、といった不眠に悩まされる人もいます。

●睡眠時間の長さより、熟睡できることが重要

　必要な睡眠時間や、就寝・起床時刻などの睡眠パターンは、人によって異なります。疲労回復のために重要なのは睡眠時間の長さより、「睡眠の質」だといわれています。本人に「ぐっすり眠れた」という満足感があることが大切なのです。

●質のよい睡眠のために心がけたいこと

　ぐっすり眠るためには、リラックスして体を「休息モード」にすることが必要です。夕食後はカフェインを多く含む飲食物を控え、就寝の少し前からテレビやパソコン、スマートフォンの明るいモニターなどを見るのも避けます。パジャマは体をしめつけないものを選び、寝室の明るさも好みに応じて調節します。また、いったん上がった体温が下がるときに眠気が起こりやすいので、入浴は寝る前のタイミングがおすすめです。

●生活の工夫で改善できないときは医師などに相談

　不眠の原因は、痛みなどの「身体的なこと」、不安などの「精神的なこと」、寝室の状況などの「生活環境」に大きく分けられます。原因がひとつとは限りませんが、思い当たるものがあれば対処法を工夫してみましょう。生活習慣や環境づくりの工夫などで対処できない場合は、医師や看護師に相談を。生活面のアドバイスや、専門家によるカウンセリングなど、症状の改善につながるサポートを受けることができます。また、必要に応じて精神安定剤や睡眠導入剤が処方されることもあります。処方薬は医師の指示に従って正しく使えば、体に悪影響を及ぼす心配はありません。

不眠の原因として考えられること

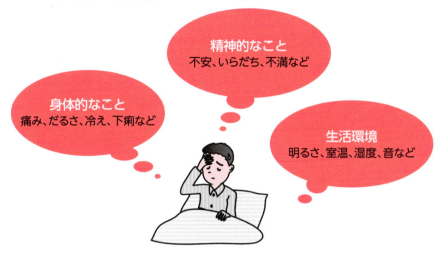

- 精神的なこと 不安、いらだち、不満など
- 身体的なこと 痛み、だるさ、冷え、下痢など
- 生活環境 明るさ、室温、湿度、音など

リラックスしてぐっすり眠るために役立つこと

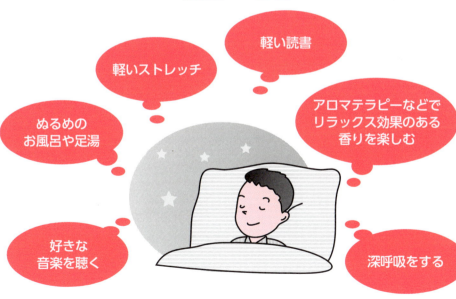

- 軽い読書
- 軽いストレッチ
- ぬるめのお風呂や足湯
- アロマテラピーなどでリラックス効果のある香りを楽しむ
- 好きな音楽を聴く
- 深呼吸をする

体調を整える手術後の生活のしかた

不安な気持ちとどう向き合っていくか

手術後は体の不調に加え、転移や再発への不安も感じるもの。つらい気持ちはできるだけ抱え込まず、自分なりのストレスへの対処法を探りましょう。

●患者さんの不安は手術後も続く

手術が終わり、自宅療養を始めてからも、患者さんの多くはストレスに悩まされます。病気そのものへの不安はもちろん、今後の社会復帰や家族の生活などに関する心配ごと、思うように回復しないことへのいら立ちなども加わり、ひとりで苦しむ人も少なくありません。

●リラックスし、だれかに話を聞いてもらう

つらいときには、無理に前向きになろうとする必要はありません。音楽を聴く、散歩をする、本を読むなど、自分が好きなことをする時間をつくり、リラックスすることを心がけてみましょう。

また、不安な気持ちをだれかに話すことで気が楽になることもあります。周りに心配をかけたくない、という人もいるかもしれませんが、何よりも大切なのは、本人が心身の健康をとり戻すことです。家族や友人など、信頼できる人に本音を打ち明けてみましょう。身近な人に話したくない場合は、全国のがん診療連携拠点病院などに設置されている「がん相談支援センター」（136ページ参照）の相談員に話を聞いてもらうこともできます。

●不安感が強い場合は医師に相談を

強い不安感や落ち込みが長く続いたり、不眠や食欲不振など、日常生活に大きな影響が出たりする場合は、心の病気につながっている可能性もあります。遠慮せず、まずは主治医に相談してみましょう。症状に応じて、精神腫瘍科（がんの患者さんの心の問題を専門に扱う診療科）や心療内科の受診など、適切な対処法をアドバイスしてもらえるはずです。

ストレスを感じるときは

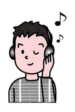

自分の好きなことをする
なんでもよいので、自分が楽しめることをする時間をもつ

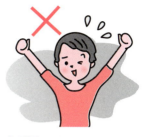

無理をしない
元気を出さなければ、などという思いはかえってストレスを強めることも

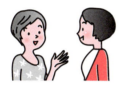

身近な人に本音を話す
「心配をかけないように」などと遠慮せず、気持ちを打ち明ける

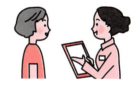

第三者に気持ちを話す
「がん相談支援センター」の相談員などに話を聞いてもらう

強い不安感などが続くときは

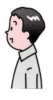

患者さんの心の問題は、生活の質を低下させたり治療の意欲を失わせたりする原因にも。主治医にとっても見過ごせないことなので、遠慮なく相談を

主治医に相談する
心療内科などの受診が有効なこともあるが、まずは主治医に相談し、アドバイスを求めるとよい

体調を整える手術後の生活のしかた
患者さんの家族にできること

療養中の患者さんにとって、家族はもっとも頼りになる味方です。お互いをよく知る家族だからこそできるサポートを心がけましょう。

●自分でできることは自分でしてもらう

　多くの場合、がんの治療は手術で終了するわけではありません。転移・再発の不安や生活の心配を抱えた状態で病気と長くつき合わなければならないため、身近な人の支えが必要になります。

　家族のいちばんの役割は、患者さんの心のケアです。日常生活に関する手助けが必要な場合もありますが、最小限にとどめます。多少たいへんなことがあっても、「自分でできることは自分でする」のが基本。少しずつ身のまわりのことをこなすのは心身の回復を早めるのに役立ち、家族の負担を減らすことにもつながります。

●患者さんを特別扱いせず、普段通りに接する

　家族が心がけたいのは、普段通りに接すること。つらいだろうから、と過剰にやさしくしたり、何から何まで世話を焼いたりすることは、かえって患者さんのストレスになりかねません。

　さらに、患者さんの気持ちを受け入れることも大切です。弱気になっているときも、無理に励ましたり、本人の思いを否定したりするのは控えましょう。つらい気持ちは、吐き出しただけで楽になることが多いもの。身近な人の役割は「うん、うん」と聞いておくこと、と考えましょう。

●支える側も頑張りすぎない

　生活面で多くのサポートが必要な場合、家族の負担が大きくなります。状況に応じて公的な支援サービス（138ページ参照）を利用するなど、支える側の家族がひとりで抱え込まない工夫をすることも大切です。

患者さんと接する際に避けたいこと

励ます
「早くよくなって」「がんばって」などの言葉は、プレッシャーになるので控える

否定する、反論する
弱音やグチを吐き出すことは、患者さんの心の健康を保つために必要なこと

過剰にいたわる
普段と違う接し方は患者さんの不安をあおったり、いら立たせたりする原因に

自分の意見を押しつける
家族の意見や正論を押しつけられると、患者さんは逃げ場を失い、つらさが増すことに

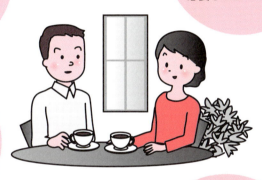

家族が頑張りすぎて疲れてしまう
患者さん優先で頑張りすぎない。きちんと休息をとり、自分の時間も確保する工夫を

身のまわりの世話をしすぎる
患者さんが体を動かす機会を奪ったり、精神的に家族に依存してしまったりする原因に

患者さんの気持ちは本人にしかわからない、ということを忘れずに!

体調を整える手術後の生活のしかた
職場復帰のための準備

早めの職場復帰を求められることもあるかもしれませんが、焦りは禁物。
主治医とも相談しながら、回復の状況に応じて復帰の時期を決めましょう。

●復帰の時期には個人差がある

手術後、どれぐらいで職場復帰ができるかは、手術の方法や治療による体への影響、回復の状況などによって異なります。以前と同じ生活に戻るためには体の回復に加えて、排便のコントロールができることも必要です。復帰の時期については、主治医はもちろん、産業医がいる企業ならその医師にも相談して決めるとよいでしょう。

●復帰後の生活のシミュレーションを

復帰する時期が決まったら、勤務時間に合わせて生活サイクルを整え、行動範囲も広げていきます。歩くだけでなく、電車やバスに乗る、車を運転するなど、仕事で必要なことはひと通り試しておくことが大切。デスクワークが中心の場合は、ある程度の時間、座って作業するシミュレーションもしておきましょう。排便の不安がある場合は職場の近くまで実際に往復してみて、公共のトイレの場所などもチェックしておくと安心です。

●上司には現状や経過を伝えておく

職場復帰をする際は、短時間の勤務から始め、体調を見ながら徐々に仕事の時間を延ばしていくのが理想です。上司には事前に、現在の体調や経過を伝えておきましょう。場合によっては、時間差通勤や仕事内容の変更などの配慮をしてもらう必要があるからです。

また、職場には病気の知識がある人ばかりではありません。上司にはトイレの回数が増えたり時間がかかったりすることなども率直に伝え、職場全体の理解を求めましょう。

職場復帰に備えた準備

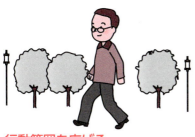

行動範囲を広げる
自宅周辺の散歩から、少しずつ歩く距離をのばす。慣れてきたら、店に立ち寄るなどしてみるとよい

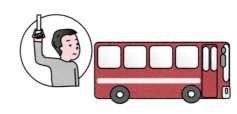

電車やバスを利用してみる
最初は短い距離から、電車やバスに乗ってみる。通勤や仕事中の移動に車を使う人は、少しずつ運転に慣れておく

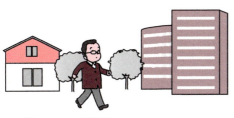

通勤ルートを往復してみる
普段の通勤ルートで、職場の近くまで往復してみる。急な体調不良に備えて、最初は空いている時間を選んで試すとよい

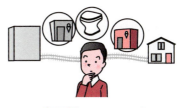

トイレの場所をチェックする
自宅と職場の最寄り駅と乗り換えの駅に加え、できれば途中の駅でもトイレの場所を確認しておく

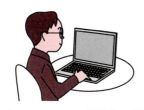

デスクワークを想定して練習を
座っていることがつらい場合もあるので、デスクワークを想定して、一定時間以上座って作業をしてみる

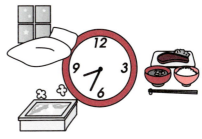

生活リズムを整える
職場復帰後の出勤や帰宅の時刻を想定し、食事や入浴、睡眠などのリズムを整えなおしておく

体調を整える手術後の生活のしかた
術後最低5年間は定期検査を欠かさない

手術を終えても、がんは再発の可能性がある病気です。主治医の指示に従って、一定の期間は定期検査を受け続けることが大切です。

●完治のめやすは術後5年

　大腸がんの場合、術後には定期検査を受ける必要があります。一般的な期間のめやすは5年間です。この間に再発がなければ、ほぼ完治したと考えられます。

　ただし最近では、化学療法が進歩してがんの進行を遅くすることができるようになったため、術後5年以上たってから再発が発見されることも。定期検査の終了時期は主治医と相談しましょう。

●定期検査によって再発の早期発見が可能

　ほかのがんにくらべ、大腸がんは再発が少ないといわれています。そして、再発したがんの多くは、治療後の定期検査で見つかります。これは、大腸がんの再発初期には自覚症状が出にくいためです。つまり、定期検査をきちんと受けていれば、症状が出る前に再発を発見し、早期治療に結びつけられるということ。以前と同じ生活に戻ると、つい安心してしまいがちですが、定期検査は欠かさずに受けることが大切です。

●定期検査は3～6カ月に1回

　手術後3年間は3カ月に1回、3年目以降は約6カ月に1回のサイクルで定期検査を行うのが基本です。回復の状況を確認するための診察や問診に加え、血液検査（腫瘍マーカー検査）、腹部、骨盤、胸部のＣＴなどを行います。また、1年で大腸内視鏡検査を行います。手術前に全大腸を検査していない患者さんには術後6カ月での大腸内視鏡検査が奨められています。

転移と再発

「転移」とは、がん細胞が最初に発生した場所から、血管やリンパ管に入り込み、血液やリンパ液の流れに乗って別の臓器へ移動し、そこでふえることをいいます。
手術時に発見されるものと、手術後しばらくしてから発見されるものがあり、手術後に発見された転移を「再発」といいます。

大腸がん治癒切除後の再発率 (%)

初発再発部位	肝	肺	腹膜	局所	吻合部	その他	全体
再発率（重複を含む）	7.1	5.5	2.0	2.0	1.1	4.8	**18.7**
術後5年を超えて出現した再発例の割合	0.24	0.22	0.09	0.04	0.02	0.08	**0.60**

※大腸癌研究会・全国登録　2007年症例

大腸がん手術後に推奨される定期検査

	術後経過年	1年				2年				3年				4年				5年
	月 3	6	9	12	3	6	9	12	3	6	9	12	3	6	9	12	3	6	9	12
結腸がん	問診・診察	●	●	●	●	●	●	●	●	●	●	●	●	●	●	●	●	●
	腫瘍マーカー	●	●	●	●	●	●	●	●	●	●	●	●	●	●	●	●	●
	胸部CT		●		●		●		●		●		○		●		○		●
	腹部CT		●		●		●		●		●		○		●		○		●
	大腸内視鏡検査				●								●						
直腸がん	問診・診察	●	●	●	●	●	●	●	●	●	●	●	●	●	●	●	●	●
	腫瘍マーカー	●	●	●	●	●	●	●	●	●	●	●	●	●	●	●	●	●
	直腸指診		●		●		●		●		●				●				●
	胸部CT		●		●		●		●		●		○		●		○		●
	腹部・骨盤CT		●		●		●		●		●		○		●		○		●
	大腸内視鏡検査				●				●										

●：ステージⅠ～Ⅲの大腸がんに行う
○：ステージⅢに行う。ステージⅠ～Ⅱでは省略してよい。

※大腸癌研究会『大腸癌治療ガイドライン医師用 2019』(金原出版)より作成

化学療法中の生活で心がけたいこと

化学療法の副作用の出方はいろいろ

大腸がんの化学療法を受けられる患者さんのほとんどは副作用を経験しますが、深刻度は患者さんによってさまざまです。

巻末の事例のAさんは最初の治療日のあと1〜2日寝込んだものの、以降の治療のあとはほぼ影響を受けず、1日も仕事を休まずにすんだということです。同じくBさんは、治療日から3〜4日は吐き気で何も食べられなかったといいます。

このように患者さんの体質や使った薬剤のタイプなどによって、副作用の程度や種類はいろいろです。

無理はしない、でも、意識しすぎない

副作用が現れたら、決して無理せず、場合によっては仕事を休むことを選択しましょう。ただし、副作用を恐れてばかりいて、家に引きこもったりして生活の質を下げてしまうと、病気からの回復が遅れたり、副作用の影響が大きくなったりします。

前述のAさんは化学療法の治療中も仕事を欠勤することもなかったため、かえって体力が維持でき普通の生活への復帰も早かったといいます。

またBさんも治療後、数日は寝込んだものの、それをやり過ごしたら毎日のように外出し気分転換を図ったといいます。化学療法の治療中は副作用はあるものだと心得て、自分なりのリズムをつくりました。

副作用が苦しい場合は、主治医に相談を

化学療法の副作用が強い場合は、主治医に相談しましょう。副作用を和らげる生活のしかたを具体的に教えてくれます。吐き気や食欲不振などで食事がままならないときも、本書の54ページ以降で紹介しているような食事のとり方をアドバイスしてくれるでしょう。

また、別の薬を提案してくれることもありますし、途中で治療を中止することもあります。補助療法として化学療法を行っている場合には、中止したら再発の危険が高まるのではないか、と心配になりますが、副作用によるマイナスと薬剤のプラスを判断し主治医が提案してくれるので、化学療法を続けるかどうかの参考にしましょう。

第5章

人工肛門を選んだ方のケア

人工肛門を選んだ方のケア
入院中にしっかり人工肛門のケアに慣れる

手術の直後は人工肛門になったことを受け入れられないかもしれませんが、退院後のことを考えて早く慣れるようにしましょう。

●ストーマ装具の基本

　人工肛門（ストーマ）を造設した（82ページ参照）場合、人工肛門から便が排泄されるのは、術後2〜5日後ごろです。大腸の部位によってはそれより早いこともあります。

　ストーマは、腸管の一部で赤い色をしています。常に湿っていて、ストーマに触れても痛みはなく、便意を感じずに便やガスが排出されます。

　ストーマ装具は、皮膚に貼って固定する面板（皮膚保護材）と便を溜めるストーマ袋から構成されていて、この2つが一体化しているワンピース型（単品系）と、別々になっているツーピース型（二品系）があります。

　ストーマ袋に3分の1ほど便が溜まったら、トイレでストーマ袋の排出口から便を出します。このとき装具はつけたままです。装具の交換間隔は個人差があるので、入院中に看護師などに相談してみましょう。

●ストーマケアについての説明は家族と受けると安心

　ストーマを見たり触れたりするのは、はじめのうちは不安かもしれません。しかし、退院後は基本的に自分ひとりで処理することになるので、看護師が装具の交換をする際によく見ておきましょう。

　一般的に、入院中にストーマケア（人工肛門の管理）について説明を受け、装具の交換やストーマの洗い方などを段階的に教わって、退院時には自分ひとりでできるようになります。

　その際、高齢者で理解が困難だったり、体の自由がきかず自分ひとりでの処理が難しい場合などは、自宅でサポートしてくれる家族にも同席してもらいましょう。

ストーマ装具の種類

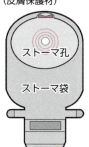

ワンピース型
- 面板（皮膚保護材）とストーマ袋が一体化している
- ストーマ周辺の皮膚に馴染みやすく、体の動きにそいやすい
- 腹部が出ている体型に適している

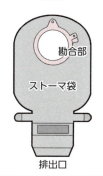

ツーピース型
- 面板（皮膚保護材）とストーマ袋が別れている
- ストーマ袋のみ交換ができるので、状況に合わせてストーマ袋の種類を変更できる
- 腹部にしわやくぼみのある体型に適している

※コロプラスト「ストーマケアと暮らしのガイドブック」より作成

入院中に覚えるストーマケアの一例

ストーマケアについて理解する
- トイレでストーマ袋からのガス抜きができる
- トイレでストーマ袋からの便の処理ができる
- ストーマ用品（※）について理解できる
- 装具交換に必要なものがわかる
- ストーマ装具の剥がし方と貼り方がわかる
- ストーマ周囲の洗い方がわかる
- 使用済みのストーマ装具の後始末のしかたがわかる

補助してもらいながらストーマケアを行ってみる
- ストーマ装具の交換準備ができる
- 看護師の補助があれば装具交換ができる
- 装具交換の後始末ができる
- ストーマ装具の交換間隔がわかる
- シャワーや入浴ができる
- ストーマ用品の購入方法がわかる

ストーマケアを自身で行える
- ストーマ装具の交換ができる
- シャワーや入浴ができる
- ストーマ装具の交換時期が判断できる
- トラブルの原因と対処法がわかる
- 日常生活での注意点がわかる
- ストーマケア外来の受診のしかたがわかる
- 看護師と一緒にストーマチェックができる

※オストメイトが日常生活を送るために必要な、パウダーなどの皮膚保護材や皮膚洗浄剤などの用品。

人工肛門を選んだ方のケア

ストーマ装具の正しい装着のしかた

装具を正しく装着することは、便の漏れや臭いなどの解消のためにも大切です。装具のしくみを理解して確実に装着しましょう。

●ストーマ装具の交換のタイミング

　ストーマ装具の交換は、食前か食間に行います。食後になってしまった場合は、食後2～3時間で排便するので、それを待ってからにしましょう。

　ストーマ装具の交換間隔は装具の特徴や使用する人によって異なりますが、そのめやすとなるのが面板（皮膚保護材）の状態です。

　面板には、皮膚に密着して便がつかないようにするほか、汗や便の水分を吸収したりする役割があります。

　ストーマ用に開けられた穴の周囲が水分を吸って白っぽく変化したり（ふやけ）、それがさらに進んで皮膚保護材が溶け、フィルムが見えてきたりします。

　こうしたふやけ方や溶け方を観察して、隙間から便が漏れることがないよう、装具交換のタイミングを図りましょう。

●装具交換のときにチェックすること

　面板を取り外したら、粘着面を観察して交換間隔を考慮するとともに、面板と皮膚の間に便が潜り込んでいないか確認します。便がついているということは、正しく装着されていなかったということです。臭いや漏れだけでなく肌トラブルの原因にもなりかねないので、新しい面板を貼るときに注意しましょう。

　また、ストーマ周辺の皮膚を保護するためにも、面板は剥離剤などを使ってやさしく剥がします。洗浄したあともやさしく水分を拭き取り、十分に乾いてから面板を貼りましょう。水分が残ったままだと剥がれやすくなります。

　使用済みの装具は必ず便を出し、ビニール材として廃棄します。

ストーマ装具の交換手順
（ワンピース型の一例）

1. お湯、石けんまたは弱酸性洗浄剤、ガーゼ、剥離剤、ごみ袋、ストーマ装具を用意する

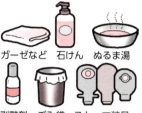

ガーゼなど　石けん　ぬるま湯
剥離剤　ごみ袋　ストーマ装具

2. 石けんを使って流水で手を洗い、皮膚を刺激しないように、ストーマ装具を少しずつ剥がしていく

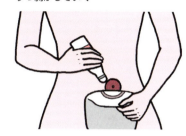

3. 石けんをよく泡立て、ストーマの周囲の皮膚をやさしくていねいに洗い、濡れたガーゼやシャワーなどで石けんを完全に落とす。その後は、水分をよく拭き取って乾かす

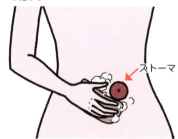

ストーマ

4. 皮膚に異常がないか観察するとともに、剥がした装具の皮膚接着面を観察して装具の交換時期を考慮する

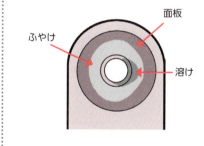

ふやけ　面板　溶け

5. ストーマに合わせて装具を貼り付け、周囲を押さえて密着させる

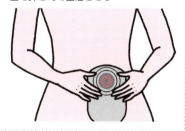

6. 下端のプレートを手前に折って、ストーマ袋の口を閉める

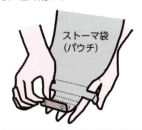

ストーマ袋（パウチ）

※国立がん研究センター「がん情報サービス」より作成

人工肛門を選んだ方のケア
ストーマと周辺の肌トラブル

ストーマ装具を常に装着していると、粘着面が触れている部分に肌トラブルが生じることがあるので、スキンケアに留意しましょう。

●ストーマ周辺の皮膚に起きやすいトラブル

ストーマ周辺の皮膚に肌トラブルが生じると、痛みや痒(かゆ)みの原因になるだけでなく、ストーマ装具の装着が難しくなります。日常生活の質の低下を防ぎ、ポジティブな気持ちで毎日を楽しむためにもスキンケアは重要です。装具を交換するときには、面板の確認とともに、肌トラブルが起きていないか確認しましょう。

ストーマ周辺の皮膚に起こりやすいのが、かぶれやただれ、痒みや痛みをともなう赤み、赤い発疹などです。これらは、装具の交換時に正しく装着されていなかったり、洗い方や乾かし方が悪かったことなどで生じます。

どこに問題があったのかチェックして、改善に努めましょう。

●ストーマにもトラブルは生じる

ストーマ自体にもトラブルが生じることがあります。

ストーマは腸の粘膜でつくられているため、わずかな刺激でも出血することがあります。ガーゼなどで押さえて出血が止まる場合は問題ありませんが、出血が続くときやストーマの中から出血しているときは受診が必要です。また、ストーマには社会生活を送るなかで生じてくる合併症（晩期合併症）があります。

そのなかでも起こりやすい脱出は、咳やくしゃみなどで腹圧が上昇したときにストーマが異常に突出する状態です。便秘や腹痛などがなく、仰向けに寝ることで脱出した腸管がもとに戻れば緊急性はありません。

こうした症状が生じて不安なときなどは、医療機関のストーマ外来を受診しましょう。症状に対する説明だけでなく、スキンケアの方法や装具の選び方などについても相談にのってくれます。

主な肌トラブルとチェックのポイント

	症状	チェックのポイント
ストーマ周囲の皮膚	かぶれやただれ	・ストーマ周囲にしわやくぼみがないか ・装具の穴の大きさがストーマに合っているか ・装具の交換時期が遅くないか ・装具の交換時に石けんで十分洗っているか
	痒みや痛みをともなう赤み	・面板やテープが皮膚を刺激していないか ・交換の時期が早すぎないか ・面板を剥がすときに乱暴にしていないか
	赤い発疹	・ストーマ周囲が毛深くないか ・汗をかきやすくないか
	おっぱいのような膨らみ	・くしゃみをしたり、座った状態から立ち上がるときに膨らみかたが変化しないか ・仰向けに寝ているときと立っているときで腹部の出具合が変化しないか （傍(ぼう)ストーマヘルニアという合併症の1つ。便秘や腹痛をともなわなければ緊急性は低い）
ストーマ	出血	・面板の穴が小さすぎないか ・ストーマを強くこすったり、ベルトなどで締め付けていないか
	脱出	・仰向けに寝れば戻るか（戻らない場合は受診が必要）

ストーマ外来の主な相談内容

- 退院後の定期検診
- セルフケアの方法（自然排便法、灌注排便法(かんちゅうはいべんほう)、装具交換法、スキンケアの方法など）
- 装具やストーマケア用品についての情報提供と選択の基準
- ストーマの合併症予防、ストーマ周辺の肌トラブルへの対処法
- 社会保障制度の使い方、手続きのしかた
- 患者会の紹介
- 病院に行けない人に対して開業医や訪問看護ステーションの紹介

人工肛門を選んだ方のケア
人工肛門での生活の注意点

日々のストーマケアは手のかかることも多いですが、体調を整えて徐々に術前の生活に戻していきましょう。

●人工肛門だからといって生活に制限はない

術後は、規則正しい生活が大切です。

バランスの良い食事と適度な運動、十分な睡眠を心がけ、体を清潔に保つためにも入浴してリラックスしましょう。

術後3カ月程度は腹圧のかかるスポーツなどは控えなければなりません

日常生活での主な注意点

①便の臭いやガスへの対処
- ストーマ袋には防音防臭機能がありますが、臭いを感じたら、面板から便が漏れていないか確認しましょう。
- ストーマ袋は使い捨てなので、洗って使いまわさないようにしましょう。
- ガスが溜まってきたら、ストーマ袋の排出口や勘合部からガス抜きをします。
- ガスが出そうになったら、ストーマの上から軽く手を当てて音を軽減させます。
- 臭いの強い食事やガスが発生しやすい食事を避ける方法もあります。

②入浴
- ストーマ装具は外してもつけたままでも入浴できます。
- ストーマ装具をつけたまま入浴するときは、事前に便を捨て、折りたたんでテープなどで留めておきましょう。
- 食後すぐに入浴すると排便することがあるので、食前か食後しばらく経って排便してからにしましょう。
- ストーマが高熱で損傷しないよう、湯温の高さに気をつけましょう。
- 温泉や銭湯など公共の施設では必ずストーマ袋をつけましょう（目立たない色や小さいストーマ袋などもある）。

③外出
- トイレの場所を事前に確認しておくと安心です。
- 装具を廃棄する場所がないことも考慮して、持ち帰れるように密閉できるビニール袋を持参しましょう。
- 装具を十分に準備し、出先で足りなくなったときに購入できる場所を事前に

が、その後は水泳などもできるようになります。しっかり準備さえできていれば海外旅行も問題ありません。

　食事についても、ほとんど制限はありません。

　ただ、術後すぐは腸の調子を整えるために、下痢や便秘になりにくい食事を心がけましょう。また、ストーマ袋にガスが溜まったり、便の臭いが気になる場合は食事の内容や食べ方で工夫することもできます。

　体調が戻ってくれば**仕事に復帰**することも可能です。その際、あらかじめ職場に理解を求めたほうがよいでしょう。汗をかくような仕事でも、装具が剥がれないよう留意すれば周囲の人に迷惑をかけることはありませんが、無理せずに復帰計画を立てることが大事です。

チェックしておくと安心です。
- 日光が当たったり、高温になる場所に装具を置かないようにしましょう。
- 飛行機に乗ると気圧で装具が膨らむことがあるので、ガス抜きのできる脱臭フィルター付きの装具などを用いましょう。

④スポーツ
- 開始時期を主治医に相談しましょう。
- 体を動かす前にはストーマ袋の便を排出しておく習慣をつけましょう。
- 水泳をするときは体を冷やさないように注意しましょう。
- 短時間であれば、小さな装具を装着することで目立たなくできます。

⑤服装
- ベルトやウエストゴムがストーマにかからないようにしましょう。
- ストーマ装具が気になるときは、透けにくい素材や色の服を選びます。
- 汗をかきやすい人は、ストーマ袋と皮膚の間に汗がたまらないように布を挟んだり、下着に穴を開けるなどの工夫をしましょう。

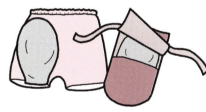

下着に穴を開けたり、ストーマ袋の入れ物を作る

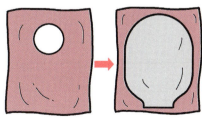

皮膚との間に穴を開けた布を挟む

※日本創傷・オストミー・失禁管理学会事務局「Stoma Care」などを参考に作成

COLUMN

オストメイトの会で情報交換を

オストメイトにしか理解できない悩みも相談できる

オストメイトとは、ストーマ（人工肛門や人工膀胱）を造設した人のことです。

オストメイトの会は、オストメイトたちが主体となって集まったコミュニティで、全国各地にあります。

オストメイトの会は、自らの体験を共有しあってそれぞれが抱えている悩みや問題を解決したり、有用な情報交換の場として、より快適な生活を送るための活動を行っています。

ストーマをもつことで排泄のしくみが変わり戸惑っている、何に注意すればどこまで以前の生活に戻れるのか知りたい、退院してもまだストーマを受け入れることができないなど、オストメイトだからこそわかりあえる悩みについて本音で相談してみましょう。

オストメイトに有用な情報が得られる

各地で結成されたオストメイトの会は、現在、JOA（Japan Ostomy Association：日本オストミー協会）として統合され、オストメイトのためのさまざまな活動を展開しています。

そのなかには、働き盛りの世代に向けて情報を発信する「20/40フォーカスグループ」などもあります。

このほかJOA以外にも、若い女性のための「ブーケ」や、子どものための「つぼみ会」などのグループもあるので、自分に適した患者会を探してみましょう。

また、JOAでは、外出時や災害時、老後におけるオストメイトの不安を解消するための取り組みも行っています。オストメイト対応トイレの整備もその1つで、装具交換に必要な設備が揃った多機能トイレにはオストメイトのマークが貼られています。

オストメイト対応トイレが設置されていることを示すマーク

JOAのホームページ　http://www.joa-net.org/index.html
ブーケのホームページ　http://www.bouquet-v.com

第6章

経済的な支援を受ける手続きのすべて

経済的な支援を受ける手続きのすべて

がんになると経済的な負担が大きくなる

がんの治療費が高いといわれるのは、入院治療のあとに続く抗がん剤や放射線治療によって毎月、数万円の自己負担が続くからです。

●がんの治療費は、治療法や入院期間によって違う

　大腸がんの治療にかかる費用は、治療法、入院期間・治療期間、抗がん剤の種類によって大きく違ってきます。入院時に支払う手術代・薬代などの医療費は100〜200万円ほどかかりますが、公的医療保険制度により、年齢によって1〜3割の自己負担で済みます。さらに、公的な医療保険には「高額療養費制度」(140ページ参照) という制度があり、70歳未満で年収が約370万〜770万円の人の場合、医療費総額がどれほど高額になっても、自己負担額は1カ月8〜10万円程度で済みます。ただし、差額ベッド代や文書料（診断書）、先進医療にかかわる費用などは保険適用外となり高額療養費の対象になりません。

●手術後、抗がん剤などの費用が負担になってくる

　入院中の費用については、先進医療を選ばない限り、手術をともなうほかの疾患と大きな差はありません。「がんは経済的負担が大きい」といわれるのは、手術後に高額な抗がん剤や放射線治療、ホルモン療法などが行われる場合です。高額療養費制度を使うことができても、この制度は1カ月単位ですので、長期間になると、大きな金額になります。また、治療費のほかに通院するための交通費や昼食代など、気がつくと家計を圧迫していることがあります。

●治療費が心配の場合は病院やがん相談センターに相談を

　治療費についての心配は、入院先の相談窓口や全国のがん診療連携拠点病院などに設置された「がん相談支援センター」に相談しましょう。公的な支援サービスなどを紹介し申請方法などを教えてくれます。

● 医療費の自己負担割合

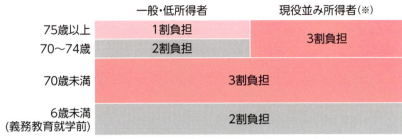

※住民税の課税標準額が145万円以上ある人のいる世帯の人

● 大腸がんの治療費の例（おおよその金額）

① 3割負担の人の医療費（200万円の場合）

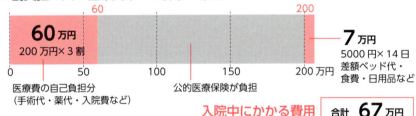

入院中にかかる費用　合計 67万円

② 高額療養費制度を利用したら

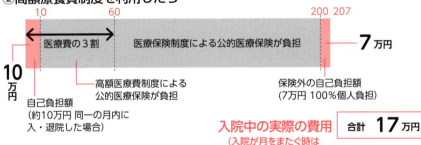

入院中の実際の費用　合計 17万円
（入院が月をまたぐ時は自己負担額に変更がある）

③ 抗がん剤治療の費用（1カ月約16万5千円の場合）

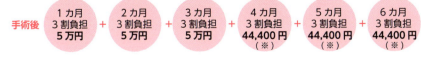

退院後の費用（6カ月間）　合計 28万3200円
※多数回該当による

経済的な支援を受ける手続きのすべて

大腸がんで利用できる公的サービス

大腸がんによって社会生活に支障が出るようなことがあったら、申請によってさまざまな公的なサービスを利用できます。

●公的な支援サービスを活用する

　前のページのように、がんの治療費は高額になります。さらに、長期の療養生活を余儀なくされる場合、収入が減って経済的な心配も出てきます。出費を抑え、自分に合った治療を受けるためには、公的な支援制度をフルに活用することが大切です。

　サラリーマンの人が休職や退職によって収入の道が閉ざされた場合、加入する医療保険の支援制度があるので会社や団体に相談しましょう。また、障害が残った場合、介護が必要になった場合など、それぞれの状況にあった支援制度が整備されています。

●制度の相談は医療機関や自治体の窓口へ

　公的な支援制度を十分に活用するには、会社・団体の担当課、各医療機関の相談窓口、各自治体の相談窓口に問い合わせて、自分の状況を説明し、どんな支援が受けられるか情報を得ることが大事です。体験者に聞くことも有効なので、患者の会などに参加すると役立つ情報が入手できます。

●人工肛門を造設したら障害者手帳を申請しましょう

　大腸がんの治療で永久人工肛門を造設した人は、「身体障害者手帳」を申請することができます。認定を受ければ、税の控除や減免、公共交通機関の運賃の割引などが受けられます。また、障害者手帳とは別の制度ですが、「障害者総合支援法による福祉サービス」を利用できたり、「障害年金」を受給できる可能性もあります。ただし、一時的人工肛門は対象になりません。

●主な公的な支援制度

	公的支援制度	制度の内容	相談・申請先
医療費の負担が軽くなる	高額療養費	1カ月の医療費が一定額を超えた場合、超えた分が支給される制度(140ページ参照)	加入する公的医療保険の窓口
	重度障害者(児)医療費助成	重度の障害のある人の医療費の自己負担分を助成する制度	市区町村担当窓口
生活を支える制度	傷病手当金	会社員などが病気などによって休職する間の給料を一定額一定期間保障する制度(146ページ参照)	加入する公的医療保険の窓口
	税金の医療費控除	1年間に一定以上の医療費の自己負担があった場合、所得税が軽減される制度(148ページ参照)	地域の税務署
経済的に困った場合は	限度額適用・標準負担額減額認定	住民税非課税世帯に対し、申請により入院中の食事代や医療費の自己負担を軽くする制度	加入する公的医療保険の窓口
	生活保護	病気などで働けず生活が困窮する家庭に医療・生活扶助などを行う制度	市区町村担当窓口や福祉事務所
	生活福祉資金貸付	低所得者などに対し生活福祉資金を貸付ける制度で、療養費などは無利子	市区町村の社会福祉協議会
介護が必要なら	介護保険	65歳以上の高齢者と40歳以上で末期がんなどの特定疾病の被保険者が申請できる	市区町村担当窓口、地域包括支援センター
	高額介護合算療養費	同じ健康保険に加入している同一世帯であれば、医療費と介護費の合算額が決められた額を超えたとき、超えた分が払い戻される制度	市区町村担当窓口
障害が残ったら	身体障害者手帳	障害の程度によって税金の控除・減免や公共交通機関の割引などが受けられる(154ページ参照)。ストーマ装具などを購入する際に補助がある	市区町村担当窓口や福祉事務所
	障害年金	65歳未満の年金加入者が障害を負った場合に支給される(156ページ参照)	加入する年金の担当窓口
	障害手当金(一時金)	会社員や公務員に、やや程度の軽い障害が残ったときに一度だけ支給される	年金事務所

経済的な支援を受ける手続きのすべて

高額の医療費負担を軽減する制度

1～3割負担でも医療費が高額になってしまったら、決められた上限を超えた分は加入する医療保険から払い戻される制度があります。

●高額な医療費は加入する医療保険から一定額払い戻される

　がんの治療では、1～3割の自己負担でも、医療費が高額になることがあります。そのように高額になる医療費について、一定の額を超える分は加入する医療保険が賄ってくれるのが「高額療養費制度」です。

　医療機関や薬局の窓口で支払った額が1カ月（1日～月末）で一定額を超えた場合、超えた金額を加入する保険が支払ってくれます。対象となるのは、医療保険が適用される医療機関や薬局へ支払う1～3割の自己負担額です。

　ひとりの人が複数の医療機関に支払った費用のほか、同じ世帯で同じ医療保険に加入している家族の医療費も合算することができます（世帯合算）。ただし70歳未満の場合は、医療機関ごとに入院と外来、医科と歯科に分けて金額を合計し、2万1000円以上の自己負担のみ合算されます。また、過去12カ月以内に3回以上、高額療養費制度を利用している場合、4回めからは上限の額が引き下げられます（多数回該当）。

●高額療養費の受給には2つの方法がある

　高額療養費の受給には、2つの方法があります。1つめが、自己負担分をいったん支払い、その後に申請するものです。2つめが、事前に手続きをしておく方法。70歳未満の場合、加入している医療保険の担当窓口に申請すると「限度額適用認定証」が交付されます（144ページ参照）。この認定証を医療機関などで提示すれば、窓口での支払いは自己負担の上限までになります。70歳以上の場合、「限度額適用認定証」のかわりに「高齢受給者証」を提示します。

●高額療養費の上限額

70歳未満の場合

適用区分	ひと月の上限額(世帯ごと)	多数回該当の場合
年収約1,160万円〜	252,600円+(医療費−842,000)×1%	140,100円
年収約770万円〜約1,160万円	167,400円+(医療費−558,000)×1%	93,000円
年収約370万円〜約770万円	80,100円+(医療費−267,000)×1%	44,400円
年収〜約370万円	57,600円	44,400円
住民税非課税者	35,400円	24,600円

70歳以上の場合

適用区分		ひと月の上限額(世帯ごと)		多数回該当の場合
現役並み	(Ⅲ)年収約1,160万円〜	252,600円+(医療費−842,000)×1%		140,100円
	(Ⅱ)年収約770万円〜約1,160万円	167,400円+(医療費−558,000)×1%		140,100円
	年収約370万円〜約770万円	80,100円+(医療費−267,000)×1%		140,100円
一般	年収約156万円〜約370万円	外来(個人ごと) 18,000円 年間上限 144,000円	57,600円	93,000円
住民税非課税等	Ⅱ 住民税非課税世帯	外来(個人ごと) 8,000円	24,600円	44,400円
	Ⅰ 住民税非課税世帯(年金収入80万円以下など)		15,000円	44,400円

※「住民税非課税」の区分には多数回該当の適用はありません。

経済的な支援を受ける手続きのすべて

高額療養費の申請のしかた

高額療養費は、通常はいったん医療機関に自己負担額の全額を支払い、3〜4カ月後に保険者から申請書が届くので、これを受け取ってから申請します。

●高額療養費を事後に手続きする場合

　高額療養費の対象となる人には、高額になった診療月からおおむね3〜4カ月ほどたって、「高額療養費支給申請書」が届きます。その書類に必要事項を記入し、加入する医療保険に申請します。会社や団体であれば、人事課などに申請し代行してもらうことも多いでしょうが、国民健康保険の加入者は、住所地の市区町村の「国民健康保険課」に申請します。

　一般的には、「高額療養費申請書」「運転免許証やパスポート」「医療費などの領収書」「振込先の口座がわかるもの」「マイナンバーがわかるもの」などが必要ですが、郵送が可能な場合は本人確認書類の写しなどを添付します。

　申請に間違いがなければ、病院の窓口で支払った保険適用医療費から自己負担限度額を差し引いた金額が振り込まれます。

例　100万円の医療費で、窓口の負担（3割）が30万円かかる場合

通常の場合

病院

①医療費の3割（30万円）を支払う

入院患者
（自己負担限度額＝約9万円）

②3〜4カ月後に「高額療養費申請書」が届く

③高額療養費の支給申請を行う

④高額療養費（約21万円）が振り込まれる

加入する医療保険

被保険者証

●高額療養費支給申請書類（国民健康保険）の記入例

国民健康保険高額療養費支給申請書

●●市長　様

令和○○年 10 月 10 日

令和○○年 7 月診療分を下記のとおり申請します。

申請者（世帯主）
・住所　●●市 東町1-2-3
・氏名　山田一郎　㊞
　　　　個人番号 123456789012
・電話　（○○○）○○○-○○○○

(1)	被保険者の記号・番号	
(2)	療養を受けた被保険者の氏名	
(3)	個人番号	123456789012
(4)	療養を受けた被保険者の生年月日	昭和50年5月10日
(5)	一般・退職の区分	一般
(6)	世帯主（組合員）との続柄	本人
(7)	傷病名	大腸がん
(8)	療養を受けた病院・診療所・薬局等の名称及び所在地　名称	東町病院
	所在地	○○市東町
(9)	診療科目、入院・外来の別	消化器外科・入院
(10)	(8)の病院等で療養を受けた期間	令和○年 7月10日から 同月 23日まで 14日間
(11)	(10)の期間に受けた療養に対し病院等で支払った額	300,000 円
(12)	今回申請の診療年月以前1年間に高額療養費の支給を3回以上受けたときはその直近の診療年月	
(13)	課税区分（世帯全体）	
(14)	課税区分（70歳以上）	

【70歳以上高額療養費】

高齢者外来
外来自己負担限度額　　　　　円
高齢者外来支給額　　　　　　円

高齢者世帯合算
自己負担限度額　　　　　　　円
高齢者世帯支給額　　　　　　円

【国保世帯全体】
世帯自己負担限度額　　　　　円
世帯支給額　　　　　　　　　円

※限度額は制度上の限度額を表示しています。　特例該当有無　有・無

既支給決定額　　　円　　差引支給額　　　円　　世帯最終支給額　　　円

振込先金融機関名	○○銀行	本店支店名	東町支店	委任状	受任者住所	
口座種目	①普通 2.当座	口座番号	○○○○○		受任者氏名	
フリガナ　口座名義人	山田一郎				委任者氏名（申請者）	支給金額の申請・受領を上記の者に委任します。令和　年　月　日　㊞

右の預金口座へ振込んでください

経済的な支援を受ける手続きのすべて

「限度額適用認定証」制度と利用のしかた

手術代などの治療費を支払うとき、あらかじめ「限度額適用認定」を受けていれば、医療機関への支払いは自己負担限度額までになります。

●「限度額適用認定証」を利用する

　高額療養費制度は、通常はいったん医療機関で自己負担額の全額を支払いますが、あらかじめ加入する医療保険窓口に申請し、**「限度額適用認定」**を受けていれば、認定証を医療機関に提示すると保険診療分は高額療養費の自己負担限度額までの支払いで済み、一度に用意する費用を抑えることができます。限度額適用認定証の交付申請をする場合は、「限度額適用認定申請書」（上位所得者・一般）または**「限度額適用・標準負担額減額認定申請書」**（低所得者）に必要事項を記入し、加入する医療保険に申請します。一般的には**「限度額適用認定申請書（一般）」「保険証」「印鑑」「申請者の本人確認書類」**などが必要です。なお、70歳以上の人については、現役並み所得者（一部）及び一般の区分にあたる人は、医療機関へ**高齢受給者証**を提示することで、負担割合に応じた自己負担限度額までの窓口負担となるので、限度額適用認定証は不要です。

例 100万円の医療費で、窓口の負担（3割）が30万円かかる場合

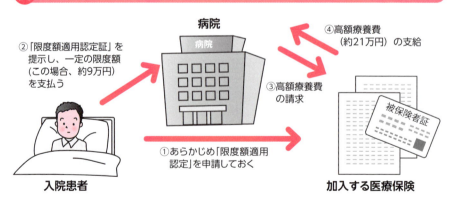

●限度額適用認定申請書類の記入例

国民健康保険限度額適用等認定申請書

申請日 2021 年 9 月 10 日

○○市長 あて
下記のとおり、申請します。

申請区分	☑ 限度額適用　☐ 標準負担額減額　☐ 限度額適用・標準負担額減額
被保険者証記号番号	記号 10 － ○○○○○　番号

世帯主

住所	○○市東町1-2-3　電話 ○○○（○○○）○○○○
氏名	山田一郎　㊞
個人番号	1 2 3 4 5 6 7 8 9 0 1 2　生年月日 昭和 50年 5月 10日

限度額適用減額対象者

氏名	山田一郎	生年月日	年 月 日
個人番号	1 2 3 4 5 6 7 8 9 0 1 2	世帯主との続柄	本人

長期入院	該当 ・ **非該当**	（申請日の前1年間の入院日数が91日以上は長期該当）

ここから下は長期入院該当者のみ記入してください　　入院日数合計（ 14 日間）

①
申請日の前1年間の入院期間（日数）	○○年 7月 10日から ○○年 7月 23日まで（ 14 日間）
入院した保険医療機関等	名称：東町病院
	所在地：○○市東町4-3-2

②
申請日の前1年間の入院期間（日数）	年 月 日から 年 月 日まで（ 日間）
入院した保険医療機関等	名称
	所在地

③
申請日の前1年間の入院期間（日数）	年 月 日から 年 月 日まで（ 日間）
入院した保険医療機関等	名称
	所在地

※国民健康保険法施行規則により世帯に属する被保険者と申請者（世帯主）の個人番号の記載が必要です。

転送を希望される場合はご記入ください。

〒
住所
氏名
続柄　　電話番号

認定証の更新のご案内送付先
☐今回の転送先のご住所　☐ご本人様ご住所

受付者	受付印

※市処理欄

確認書類	☐国民健康保険被保険者証　☐運転免許証　☐パスポート　☐写真付き住民基本台帳カード ☐その他官公署の発行した免許証・許可証又は身分証明書（　　　　　） ☐マイナンバーカード　☐通知カード ☐委任状

【HP02】

経済的な支援を受ける手続きのすべて

長期間休んだら支給される傷病手当金

被用者保険（健康保険）に加入するサラリーマンなどが病気やけがによって休職したら、給料が支払われない期間中、一定額の手当金が支給されます。

●会社員や公務員は「傷病手当金」がもらえる

　がんの治療は長期にわたることが多く、体力が回復するまで、会社を休職せざるを得ないことになります。その間、医療費がかさむうえ給料も得られないとなると、経済的な不安は大きくなるばかりです。そんなときに支えになるのが、加入する公的な医療保険の「傷病手当金」の制度です。入院・通院を問わず治療中の生活費が補償されます。利用できるのは会社員や公務員などで、国民健康保険の加入者は対象になりません。

●給料の3分の2を1年6カ月間支給される

　傷病手当金は、病気などで報酬が得られなくなったとき、会社に代わって加入する健康保険組合が給料の3分の2の金額を保障してくれる制度です。連続する3日間を含み4日以上休んだ場合に条件が成立し、最長で1年6カ月支給されます。社会復帰を急ぐストレスで、回復を遅らせてしまう患者さんも多いので、「傷病手当金」などの公的な制度を上手に活用し、経済的な負担を軽減させながら無理のない療養生活を送りましょう。

●申請は会社経由で行うのが一般的

　傷病手当金は、被用者保険（健康保険）にある制度なので、会社経由で請求するのが一般的です。受給条件に当てはまる場合は、まず会社の担当部署に相談しましょう。必要事項を記入した「傷病手当金支給申請書」を健康保険の担当窓口に提出します。申請書には療養担当者（主治医）が記入する欄があるので、主治医に依頼する必要があります。申請書を提出してから入金までは、2〜3週間ほどかかります。

● 「待期3日間」が完成しないと支給されない

3日間連続して休んだあと、4日以降の仕事に就けなかった日に対して支給されます。その3日間には有給休暇を取得した日、土日、祝日などの公休日も労務不可能であった場合は待期期間に含まれます。

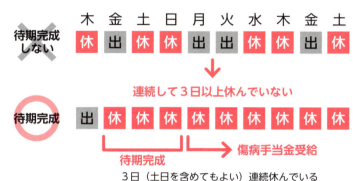

● 支給される期間

傷病手当金が支給されるのは支給開始日から1年6カ月で、その間に出勤して給与支払いがあったら、その期間も1年6カ月に含まれ、手当金の支給はありません。

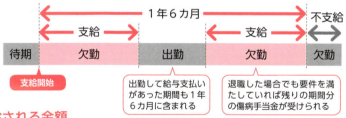

● 支給される金額

傷病手当金は、1日につき被保険者の標準報酬日額（給料、残業手当、家族手当、通勤手当など、労務の対償として支払われるものすべてが含まれる）の3分の2に相当する金額が支給されます。標準報酬日額とは、標準報酬月額の30分の1に相当する額（10円単位）です。

> **例** 月給（標準報酬月額）30万円の人の場合
>
> 10,000円（標準報酬日額）× 3分の2 ＝ 6,667円（1円未満四捨五入）
> 1日につき　6,667円
> 1カ月につき　約20万円

経済的な支援を受ける手続きのすべて

医療費控除で所得税の負担を軽くする

高額療養費制度を利用しても医療費の自己負担額が高額になったとき、申請によって所得税の一部が還付されるしくみがあります。

●医療費控除

「医療費控除」とは1年間（1月1日～12月31日）に自己または生計を一にする世帯間の医療費が一定額を超えるときは所得控除を受けることができるしくみです。控除額を決める計算式は次の通りで、最高200万円までです。

①1年間に支払った医療費 − ②保険金などで補填される金額（※）− ③10万円（その年の総所得金額等が200万円未満の人は、総所得金額等の5%の金額）= ④医療費控除

※生命保険で支給される入院費給付金や、健康保険で支給される高額療養費など

例 ①自費で払った世帯の医療費が50万円 − ②入院給付金などで10万円 − ③10万円 = ④**30万円**（医療費控除額）

※④はあくまで控除額なので30万円還付されるわけではありません。

実際に還付される金額
年間課税所得の税率が10%の人であったら、30万円×10％＝3万円所得税が還付されます。なお、年末調整では10％課税であったが、医療費控除（所得控除）を30万円受けたために税率が5％になるケースもありますので3万円はあくまでもめやすです。

●医療費控除の対象になる費用とならない費用

医療費控除の対象になる費用は細かい決まりがあり、治療費や入院費は対象になりますが差額ベッド代は対象外。バスや電車を使った交通費や、緊急で利用した場合、バスや電車が利用できない場合のタクシー代は対象ですが、マイカーのガソリン代や駐車場代は対象外です。1回ずつは大きな金額でなくても、化学療法などで通院が長引く場合、こまめに領収証を取っておいたり費用をメモしておくと確定申告の際に役立ちます。

●医療費控除の明細書の書き方例

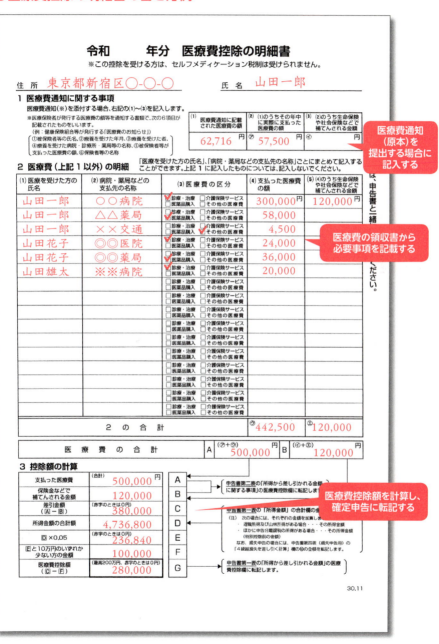

経済的な支援を受ける手続きのすべて

人工肛門を造設したら障害者手帳を申請しましょう

大腸がんの後遺症により、排便・排尿処理が著しく困難な状態で、日常生活に支障が出たら身体障害者手帳を申請できます。

●障害者手帳はハンディキャップがあることの証明書

　障害とは、身体・知的・精神のいずれかに何らかのハンディキャップがあり、日常生活や社会生活に制限がある状態をいいます。「障害者手帳」は、この3つの障害のいずれかであることを示す証明書です。数字で障害の状態を表していて、数字が小さいほうが障害は重くなります。

　手帳は障害の程度を表す客観的なデータになり、このデータにより各種のサービスの提供が行われます。各自治体が実施しているものや、民間が行っているサービスを利用するために必要な証明書になるので、大腸がんの後遺症による障害が残ったら、障害者手帳が申請できるか市区町村の窓口などに相談に行くことが大切です。手帳取得の条件に年齢制限はないので、だれでも申請は可能です。ただし、障害等級や年齢・所得などの条件によっては利用できないサービスもあります。膀胱、または直腸の機能障害によって認定される等級は、おもに身体障害者手帳の4級で、合併する障害の程度によって、3級もしくは1級が認定されることがあります。

●障害者手帳を取得したらストーマ装具券などが支給される

　永久的なストーマを持ち、身体障害者手帳の交付を受けた人は、市区町村に申請することにより、ストーマ装具、ストーマ用品、洗腸用具などを購入する際に購入費用の給付を受けることができます。給付の金額は消化管ストーマ装具（蓄便袋）8,858円／月、尿路ストーマ装具（蓄尿袋）11,639円／月としている市区町村が多いようです。自己負担は原則1割で、所得によって給付が受けられない場合もあります。また、給付の対象になる品目などは市区町村の判断で異なるので確認が必要です。

●ストーマ装具・用品の支給申請の流れ

①給付対象となる用品
- ストーマ装具（蓄便袋、蓄尿袋）
- ストーマ用品（皮膚保護ペースト、皮膚保護パテ、皮膚保護パウダー、皮膚保護ウエハーなど）

②申請の時期
身体障害者手帳取得後、すぐに申請できる

③申請窓口
市区町村の障害福祉担当窓口

④申請手続きの手順
自治体によっては手続きの流れが多少異なる場合もありますので、申請窓口で確認してください。

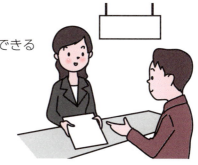

1. 販売業者に見積書を依頼
身体障害者手帳が交付されたら、指定のストーマ装具販売業者に見積書を依頼する
※市区町村の窓口から直接業者に見積書を依頼する場合もある

↓

2. 市区町村の窓口申請
市区町村の申請窓口に「日常生活用具費支給申請書」「身体障害者手帳」「印鑑」「見積書」「源泉徴収書など課税状況がわかる書類」を提出
※市区町村の窓口から直接業者に見積書を依頼する場合もある

↓

3. 市区町村から給付券が送られてくる
市区町村から、申請者に日常生活用具費の支給決定の通知書と給付券が送付される

↓

4. 給付券を販売業者に渡す
給付券を販売業者に渡し、ストーマ装具を依頼する
※給付券は市区町村によって2〜6カ月分を給付される

↓

5. 自己負担額（原則1割）を支払う
装具納入時に請求書に基づき自己負担分を支払う

経済的な支援を受ける手続きのすべて

「身体障害者手帳」の申請の手続き

ストーマの用品費などの給付を受けるには「身体障害者手帳」が必要です。申請の手続きは、お住まいの市区町村の窓口で行います。

● **手帳申請の手順**

身体障害者手帳は、市区町村の窓口に行って申請し交付を受けます。窓口に用意された「交付申請書」と専用の「診断書」を取得します。

交付申請書は、簡単に記入できる書類がほとんどで、本人あるいは代理人が記入します。診断書は「指定医」に書いてもらいます。診断書については法律に定められたことなので、かかりつけ医がいても、指定医でなければ手帳申請用の診断書を書いてもらうことはできません。障害者手帳を申請するための診断書料は、助成してくれる市区町村もあるので窓口で確認しましょう。

なお、手帳を申請する時期ですが、身体に不具合が出たあと、なるべく早く申請するのがよいですが、身体障害の場合、身体の状態が安定し障害が固定するまで通常、診断書は書いてもらえません。発症から6カ月以上がめやすとされています。ただし、「人工肛門の造設」は、6カ月経過する前に診断書を作成してもらえます。

例 申請の流れ

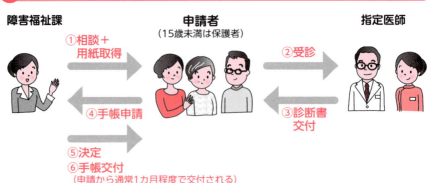

●申請時に必要なもの

①交付申請書（福祉担当窓口に用意されたもの）

②指定医が作成した診断書（所定の様式のもの）
　※診断書の有効期限は自治体によって違う（例＝埼玉県・群馬県内の市区町村3カ月、東京都内の市区町村1年など）ので、担当窓口に確認を

③印鑑（認め印）

④本人の顔写真（タテ4cm×ヨコ3cm）
　※撮影から1年以内のもので、脱帽。ポラロイド写真や普通紙に印刷した写真は使用不可

⑤手帳を取得する人のマイナンバーがわかる書類

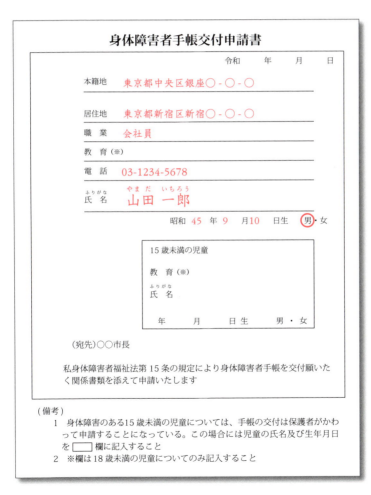

経済的な支援を受ける手続きのすべて

身体障害者手帳を取得して受けられるサービス

障害者手帳が交付されると、各種の手当、医療費の助成、減税、公共料金の減免のほか、交通機関などの割引も適用されます。

●身体障害者手帳によるサービスのいろいろ

　身体障害者手帳を取得すると、ストーマなどの「日常生活用具費用の給付」（150ページ参照）だけでなく、申請によって各種の手当が支給されたり、医療費の助成、税金の控除・減免などが受けられます。国や自治体で実施しているサービスだけでなく、このほかに、電話料金やNHKの受信料などの公共料金や通行・運賃など民間の会社が実施しているサービスなども受けられます。手帳を提示すれば利用できるサービスもありますが、手帳を取得しても利用には申請が必要だったり、障害の種類や程度によって該当しない場合もあるので、事前に市区町村の窓口などで確認しましょう。

●手帳のサービスを利用していきいきとした生活を

　ストーマや腸ろうなどを造設して日常生活に支障が出ると、外出を控えるなど不活発な生活になりがちです。そうしたマイナスを、経済的な面で身体障害者手帳が補い、生活をより活動的なものにしてくれる支援サービスもあります。

　JRの運賃や航空運賃、タクシー運賃、有料道路の通行料などの割引などのサービスです。たとえば、JRであれば身体障害者手帳の取得者は、障害の程度によって条件は違いますが5割引で利用できます。このほか、ホテルなどで割引サービスが受けられるところもあります。また、博物館・美術館の入場料・入館料が割引や無料になることが多いので、出かけた先で障害者の割引サービスがあるか確認する習慣をつけると、旅行がしやすくなります。

● 身体障害者手帳によるサービス

各種の手当	障害の程度、年齢、受給者や扶養者の所得によって、心身障害者福祉手当が支給される場合があります（一部自治体によって違います）。
税金の控除・減免	自動車税、自動車取得税の減免や所得税、住民税、相続税、贈与税などで控除があります。
医療費の助成	更生医療（18歳以上）によって医療費が1割負担になります。自己負担分を助成する重度心身障害者医療費給付もあります。
日常生活用具・補装具の交付 （150ページ参照）	身体機能の障害を補うストーマなどの用具や特殊ベッドなどの日常生活用具が原則1割負担で利用できます。
住宅面での優遇	公営住宅への入居が有利になったり、重度障害者の住宅改造費の補助があったりします。
通行・運賃の割引	JR旅客運賃、航空運賃、バス運賃、船舶運賃、タクシー、有料道路通行料などが割引になります。
NHKの受信料の減免や携帯電話の割引	NHKの受信料の全額・半額免除やNTTドコモ・au・ソフトバンクモバイルなどが実施している電話料金の割引も受けられます。
博物館や映画館の入館料の割引	公共・民間の博物館や美術館、映画館などの入館料が割引かれます。本人だけでなく付添人も対象になる施設もあります。

経済的な支援を受ける手続きのすべて
著しい障害が残ったら障害年金を申請できる

大腸がんの後遺症により日常生活に支障が出たら、認定を受けたうえで「障害年金」という公的年金がもらえます。

●障害年金がもらえることもあるので病院で相談を

　大腸がんの治療で永久人工肛門などを造設したり、尿路変更術をして、日常生活活動を制限されるようになったら、障害年金がもらえる可能性があります。病院のケースワーカーなどに相談しましょう。障害年金は本人が申請しないと自動的にもらえるものではありません。病院で相談し医師の診断書（人工肛門造設などの場合は様式第120号の7）を受け取り、年金事務所などに出向き年金請求を行います。

●障害年金を受け取るための3つの要件

　ただし、日常生活に支障が出たからといって、だれもが障害年金をもらえるわけではありません。障害年金を受け取るためには法令で定める障害の状態であること、そして、障害の原因となった病気やけがについて、初めて医師または歯科医師の診療を受けた日（初診日）の前日において公的年金の被保険者であることと、保険料の納付要件を満たしているという条件があります。

①初診日要件
　障害の原因となった病気やけがで初めて医師の診療を受けた日に公的年金に加入していた。

②保険料納付要件
　初診日の前日まで保険料を納付しているか保険料の免除を受けている。

③障害状態要件
　障害の程度の認定を行う日（原則、初診日から1年6カ月を経過した日）に障害等級に該当している。

● 障害年金を受給するための要件

	初診日要件	保険料納付要件	障害状態要件
障害基礎年金のみ（自営業者など）	障害の原因となった病気やけがで初めて医師の診療を受けた初診日が、次のいずれかの場合 ●国民年金の加入期間であること ●20歳前または、60歳以上65歳未満（日本に住んでいる人）の年金未加入期間であること	保険料の納付条件を満たしていること（20歳前に初診日がある場合は、この要件に当てはまらない）	障害の原因となった病気やけがによる障害の程度が、障害認定日、または20歳に達したときに障害等級の**1級または2級**の状態であること
障害厚生年金（サラリーマンなど）	障害の原因となった病気やけがで初めて医師の診療を受けた初診日に、厚生年金保険の被保険者であること	保険料の納付要件を満たしていること	障害の原因となった病気やけがによる障害の程度が、障害認定日に障害等級の**1級・2級・3級**のいずれかの状態であること
障害手当金（サラリーマンなど）（一時金）	障害の原因となった病気やけがで初めて医師の診療を受けた初診日に、厚生年金保険の被保険者であること	保険料の納付要件を満たしていること	障害の原因となった病気やけがが初診日から5年以内に治癒（症状が固定化）し、治癒した日に障害厚生年金の3級を受けるより軽い障害の状態にあること

● 障害年金の請求で意味のある日

「初診日」とは?	障害の原因となる病気やけがで初めて医師または歯科医師の診療を受けた日。初診日は、保険料納付の要件をチェックし、さらに障害認定日の起点となる重要な日です。
「障害認定日」とは?	障害の状態を確認する日で、初診日から1年6カ月を経過した日、またはそれ以前で傷病が治癒した日をいいます。
「治癒した日」とは?	症状が固定化し治療の効果が期待できない状態（社会的治癒）になった日のことです。たとえば、切断などの欠損や変形・後遺症による麻痺で回復が見込めない状態になった日をいいます。

経済的な支援を受ける手続きのすべて

障害年金でもらえるのはどのくらい？

障害年金は障害の状態（等級）によって受給額が異なります。障害基礎年金は定額ですが、障害厚生年金は標準報酬額や納めた期間などに比例します。

●障害年金の種類にはどんなものがあるか？

　障害年金はその症状が一番重いものが1級、次に重いものが2級となります。「障害基礎年金」「障害厚生年金」どちらも1、2級認定の基準は同じですが、障害厚生年金にはさらに3級と障害手当金（一時金）があります。国民年金に加入する自営業の人などは「障害基礎年金」の対象者となり、サラリーマンなどの厚生年金加入者は「障害基礎年金」＋「障害厚生年金」の受給対象者になります。

　障害年金は傷病によって、「障害認定基準」が定められています。おおよその基準は、常にだれかの援助がなければ日常生活を送ることができない場合が1級、日常生活に大きな支障が出ている場合が2級などです。

　また、「障害認定基準」には傷病ごとに基準が定められていて、請求前におおよそ何級に該当するか確認できますが、確実に認定基準に該当しているか、請求してみないとわからないものも多くあります。

●障害年金はどのくらいもらえるか？

　障害基礎年金の年金額は、2級は781,700円（2021年度金額）です。1カ月あたり約65,000円になります。1級はその1.25倍で977,125円（1カ月あたり約81,000円）です。年金額は物価変動等により毎年改定されます。また、障害基礎年金には18歳未満の子（障害1、2級の子は20歳まで）がいる場合、加算額がつきます。

　障害厚生年金は、給与や賞与の額により納める保険料の額が変わるため、受給する年金も平均給与や加入した月数によって個々に違います。障害厚生年金には配偶者がいると条件により加給年金がつきます。障害年金は老齢年金と異なり、非課税所得なので申告の必要はありません。

●障害の程度と障害年金の等級

障害厚生年金
- 障害厚生年金1級
- 障害厚生年金2級
- 障害厚生年金3級
- 障害手当金

重 ← 障害の程度 → 軽

障害基礎年金
- 障害基礎年金1級
- 障害基礎年金2級

※初診日が厚生年金に加入し、障害等級1、2級に該当する場合は障害基礎年金と障害厚生年金1、2級を合わせて受給できる

●障害年金の年金額

障害基礎年金

1級	977,125円（2級の1.25倍の額）
2級	781,700円

※障害基礎年金には18歳未満の子（障害の子は20歳まで）がいる場合、「子の加算額」（2人目までは1人につき224,700円、3人目からは1人につき74,900円）がある。

障害厚生年金

1級	報酬比例部分の年金額×1.25倍
2級	報酬比例部分の年金額
3級	報酬比例部分の年金額（最低保障額586,300円）
障害手当金（一時金）	報酬比例部分の年金額の2倍（最低保障額1,172,600円）

※障害厚生年金受給者で1、2級の人は基本的に障害基礎年金が合わせて支給される。
※障害厚生年金1、2級には配偶者がいる場合、配偶者の加算（224,700円）がある。

経済的な支援を受ける手続きのすべて

障害年金の請求のしかた

障害基礎年金・障害厚生年金・障害手当金（一時金）を受け取るには、必要な書類を揃え、年金事務所などで年金請求の手続きが必要です。

●障害年金の請求先と請求のしかた

　障害年金は種類（立場）ごとによって請求先が異なります。自営業などの人が「障害基礎年金」を請求する場合は、近くの年金事務所あるいは住所地の市区町村の役所・役場で行います。サラリーマンなどが「障害厚生年金」を請求する場合は各地の年金事務所・街角の年金相談センター※、初診日時点で共済組合などに加入していた場合は共済組合などで行います。

　年金請求ができる「障害認定日（年金の受給権が発生する日）」は原則初診日から1年6カ月以降ですが、人工肛門造設・尿路変更術による請求の場合は「障害認定日の特例」により造設・手術をした日から6カ月が経過した日が障害認定日になります。

※全国社会保険労務士会連合会が運営

●障害認定日による請求（本来請求）の場合

　障害認定日に法令に定める障害の状態にあるときは、障害認定日から1年以内に請求すれば、障害認定日の属する月の翌月分から障害年金を受け取ることができます。

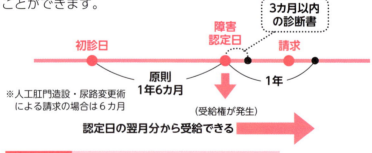

診断書	障害認定日以降3カ月以内の診断書1枚
支給開始月	障害認定日のある翌月分から支給される

※このほか、障害認定日から遡って請求する「遡及請求」や、認定日のあと症状が悪化して該当するようになったとき請求できる「事後重症による請求」などがある

●障害年金が支給されるまでの流れ

①初診日を確定する
初診日を確定し、その時点でどの年金に加入していたかを調べます。

②請求先の窓口で相談する
初診日に加入していた年金によって、市区町村の役所・役場、年金事務所（街角の年金相談センター）、共済組合で相談します。相談先で障害給付裁定請求書、診断書、受診状況等証明書、病歴・就労状況等申立書などの書類を受け取ります。

③必要な書類を揃える
相談窓口でもらった書類を記入（医師などに作成を依頼する書類もある）すると同時に、戸籍謄本（注1）や年金手帳、受取先金融機関の通帳等、印鑑などを用意します。

④「年金請求書」を窓口に提出する
すべての書類をそろえて、年金事務所または市区町村の役所・役場に提出します。日本年金機構で、障害状態の認定や障害年金の決定に関する事務が行われます。

 約3カ月後

⑤「年金証書」「年金決定通知」などが自宅に届く
障害年金を受け取れない場合は日本年金機構から不支給決定通知書が送付される。不服のときは「不服申し立て」を行います。

 約1～2カ月後

⑥年金の振り込みがスタート
年金請求時に指定した口座に偶数月に2カ月分振り込まれます。

●障害年金の請求に必要な書類

①**障害給付裁定請求書**
住所地の市区町村役場、または年金事務所または街角の年金相談センターの窓口に備え付けてある

②**年金手帳**

③**戸籍抄本**（注1）
（記載事項証明書）（謄本添付の場合不要）
本人の生年月日について明らかにすることができる書類。受給権発生日以降で提出日から6カ月以内に交付されたもの

④**医師の診断書**
（人工肛門造設などの場合は様式第120号の7）
障害認定日より3カ月以内の現症のもの。障害認定日と年金請求日が1年以上離れている場合は、直近の診断書（年金請求日前3カ月以内の現症のもの）も併せて必要となる

⑤**受診状況等証明書**
初診時の医療機関と診断書を作成した医療機関が異なる場合、初診日の確認のため

⑥**病歴・就労状況等申立書**
障害状態を確認するための補足資料

⑦**受取先金融機関の通帳等**（本人名義）

⑧**印鑑**（認印可）

※このほかにも加算額の対象となる配偶者または子がいるなど、場合によって必要な書類がある
（注1）単身者で、マイナンバーが登録されている場合は、戸籍謄本等の添付は原則不要

経済的な支援を受ける手続きのすべて

がんを保障する生命保険のいろいろ

医療費は公的医療保険の高額療養費制度が適用になりますが、ほかの費用も高額になるので、民間の保険でまかなう方法があります。

●生命保険で差額ベッド代などをまかなう

　初・再診料や手術料、入院料などの治療にかかわる主な費用には公的医療保険が適用されますが、入院中の食事代の一部や差額ベッド代、交通費、保険の利かない検査・治療を受けた場合は全額自己負担になります。民間の生命保険は、こうした公的医療保険で保障されない費用や、医療費の自己負担分の軽減に役立てることができます。

●がんを保障する保険の契約は「主契約」か「特約」を選ぶ

　生命保険には、死亡のときに備える保険のほか、病気やケガに備える保険もあります。がんに備えるには、このタイプの保険が有効ですが、契約のしかたは2つの方法があります。

　1つは医療保障を目的にした保険を「主契約」する方法で、「がん保険」「特定疾病保障保険」などがあります。もう1つは死亡などに備える生命保険や医療保険に、がんに備える「特約」を付加する方法です。

　がん特約というのは、がんの保障を主契約である生命保険や医療保険に付けるものです。現在入っている保険に付けることができます。ただし、特約として付けた場合、主契約の生命保険や医療保険を解約したときに、がんの保障がなくなってしまいます。主契約を解約して、がん特約のみを残すということはできません。

　また、保険会社によっては特約保険料が、一般的ながん保険の保険料よりも割高になっていることがあります。がん保険は、商品やプランによって保障内容や保険料に開きがあるので、特約として付ける場合には、必ず特約保険料と、一般的ながん保険の保険料を比較するようにしましょう。

●がんに備える生命保険のいろいろ

①病気やケガに備える保険（主契約）

医療保険		病気やけがが幅広く保障されます。ただし、入院給付に支払い限度日数があります。
がん保険		◆がん保険の主な給付金と保険金
	がん診断（治療）給付金	・がんと診断されたときに受けとれます。 ・保険期間を通じて1回のみ受け取れる商品と複数回受け取れる商品があります。 ・給付金が受け取れる時期はいろいろありますが、がん診断確定時に受け取れるものがたすかります。
	がん入院給付金	・がんの治療のため入院したとき、入院日数に応じて受け取れます。 ・入院給付日数に制限がないので、何日間入院しても何回入院しても入院給付金が受け取れます。
	がん手術給付金	・がんで所定の手術を受けたとき、手術の種類に応じて受け取れます。 ・一般的に、受け取れる給付金額は手術の種類により異なり、入院給付金日額の10倍・20倍・40倍などがあります。
	がん死亡保険金	・死亡したときに受け取れます。 ・がんで死亡したときに受け取れる保険金額は入院給付金日額の100倍などです。
特定疾病保障保険		がん、急性心筋梗塞、脳卒中が対象。 がんと診断されると保険金が支払われ契約は終了します。

②主契約に「特約」を付加する保険

女性疾病入院特約	乳がんなど女性特有の病気で入院したときに入院給付金が受け取れます。
成人病（生活習慣病）入院特約	がんなどの生活習慣病で入院したときに入院給付金が受け取れます。
がん入院特約	がんによる入院のとき給付金が受け取れます。 手術給付金や診断給付金、死亡保険金が受け取れる商品もあります。
特定疾病保障特約	三大疾病が原因による死亡・高度障害のときに保険金が受け取れます。
先進医療特約	先進医療の治療を受けたとき技術料相当額の給付金が受けられます。 先進医療とは、「厚生労働大臣が定める高度の医療技術を用いた療養」で、がん治療でよく知られる「重粒子線治療」や「陽子線治療」などです。

ケース1 Aさん（男性・56歳）

わたしが術後に気をつけていること

病後のケアと再発予防は妻と2人3脚で

腹腔鏡下手術のあと、約8カ月間抗がん剤治療を受けたAさんは、食事の管理がとても重要。奥様が主導し、免疫力の高い食品をメインに、朝食は野菜と乳製品を多く、夕飯は和食を中心に組み立てています。

患者さんのプロフィール

家　　　族	妻と成人した3人の子
病　　　期	直腸がん　ステージⅢa
手術の種類	腹腔鏡補助下低位前方切除術
抗がん剤治療	術後補助療法としてXelox治療を8クール施行（完遂）
術後の期間	約3年間経過

まず「がん＝死」というイメージに支配された

　がんが見つかるまで、わたしは健康そのものでした。入院経験もありませんし、生活習慣病もありませんでした。母が胃がんを患ったことはありますが、自分ががんになるなんて思ってもみませんでした。ただ、少し前から下血があり、痔を疑いましたが、大腸がんなどとは考えもしませんでした。

　会社の健診で医師から再検査の助言があり、肛門の専門病院で検査を受けると、大腸がんと診断され、そのときは頭が真っ白になりました。

　病院の駐車場で心配する妻に連絡すると、しばらく沈黙があり「大丈夫だから」と励ましてくれました。でも、その声は少しふるえていて、わたし以上に不安だったのがよくわかりました。

　「がんは治る病気」だと、テレビなどでよく聞くようになりましたが、いざ自分の身に起こったこととなると、「がん＝死」というイメージを払しょくすることはできませんでした。1週間後に大学病院を受診したところ、ステージⅢaの大腸がんと診断され、腹腔鏡による切除手術を受けました。手術の前後2週間入院しましたが、無事退院し1週間後には職場復帰しました。

　いまでは「がん＝死」と思い込んだ自分が滑稽にも思いますが、妻や3人の子も含めて、診断された直後は深刻な雰囲気に包まれて滑稽どころではありませんでした。

抗がん剤治療の副作用で
ワイシャツのボタンがとめられない

手術のあと、補助療法として2種類の抗がん剤を使用する「Xelox（ゼロックス）療法」を8クール（約8カ月）行いました。

抗がん剤治療というと、とても苦しいものだと先入観がありましたし、担当医（本書の監修者）からも「辛ければ途中でやめることもできます」と聞かされていました。しかし、実際に始めると、わたしが受けた療法が比較的穏やかなものだったのか、我慢できないというものではありませんでした。第1クールのとき、金曜日に治療を受け日曜日に寝込んだことがありましたが、治療以外で仕事を休んだことは一度もありません。

ただ、手がしびれたり、下痢に悩まされたという副作用はありました。クールによってはワイシャツのボタンが留められないほど、しびれで指先が自由になりませんでした。とくに冷たいものを触ると、電気に触れたようにビビッとするので、冷えたコップを持つときや財布から小銭を出すとき、思わず手を引っ込めてしまうほどでした。

下痢のほうは、こってりしたものを避けたというよりも、食欲がなかったので、あっさりしたうどんやそばをよく食べました。

病後のケアは妻が
キーパーソンになって

抗がん剤治療の時期もそのあとも、「再発」が不安でしたが、3年経過した現在は、不安感も落ちついています。

病後の食事などのケアは、妻がキーパーソンになってくれています。いろいろな本を読んだり、ネットの記事を検索したりして、「どんな食品が安全か」いつも考えてくれています。

わたし自身が気にしているのは、揚げものと刺激の強い食品はとらないことです。

最初は意識してとらないようにしていたのですが、だんだん食べたいと思わなくなりました。妻もそうした食品は食べさせたくないと感じているのか、食卓にとんかつやカレーなどはのぼることはなくなりました。

わたしだけ特別のメニューというわけではなく、家族がみんな同じようなメニューになっています。子どもたちは、すでに社会人なっていて夕飯はバラバラなので、とくに不満が出るわけではありません。カラアゲなどを食べたければ、自分で外食したり買ってきたりして食べられますから。ただ、妻のことを考えると、たまには揚げもの

Aさんの食事

朝（パン食が基本）
- 食パン
- ブロッコリーの温野菜サラダ
- まいたけとぶなしめじの炒めもの
- ヨーグルト
- 乳酸飲料

※ブロッコリー、きのこ類、乳製品は定番で、朝食はしっかり食べる

昼（外食）
- ぶどうパン（コンビニで購入）
- お茶

※勤務先の近くのコンビニでパンを買ってきて済ますことが多い。以前はコロッケパンなどの調理パンをよく食べたが、病後は揚げものは避けている

夜（和食が基本）
- ごはん
- みそ汁
- 鶏肉とまいたけのしょうが焼き
- 野菜炒め

※基本的に家ではお酒は飲まない。魚料理が多いが、肉料理ならば鶏肉、野菜を中心にしたおかずが多い

栄養面でのアドバイス　食事内容に気を配っていることがわかります。できれば、もう少しタンパク質を摂ってもよいと思います。昼食をコンビニで買うときは、肉類や卵・乳製品が入ったサラダやカップスープなどをプラスしてみましょう。

なども食べたいのではないかな、と気になります。

「あなただけ別メニューにするのも大変だから」と妻は言っていますが、2人3脚で再発予防をめざしてくれているんだなと感謝しています。

とくに変わったのは朝食のメニュー

食事の面で術後に大きく変わったのは、朝食のメニューです。わたしはもともとパンが好きで、朝食はパンとベーコンエッグ、コーヒーというのが基本でした。パンにマーガリンをたっぷり塗って食べるのが好物でしたが、術後は、こうした食生活は改善しました。

もちろん妻が主導してくれるのですが、がんの食事の本をたくさん読んだらブロッコリーやきのこ類、乳酸菌が免疫力を高めたり、大腸の機能をたすけたりする効果があるということなので、朝食はパンに加え、それらの食品が並ぶことになりました。もちろんマーガリンをたっぷりは厳禁で、マーガリンはわが家の食卓から消えました。

大腸がんの予防には肉は避けて魚が

よいといわれていますから、妻も最初は肉をいっさい使わない料理を出してくれていたのですが、担当医から「お肉はいけないと言われるが、タンパク質をとらないと体力がつきません。とくに抗がん剤の治療中は免疫力が落ちるのが心配ですから、多少お肉もとったほうがよいですよ」というアドバイスをいただいたので、それからは料理に鶏肉のささみを使うようになりました。

「治る」と信じて
治療を受けることが大切

退院後１週間休んで出勤しましたが、仕事が体力を回復させるのに役立ったと思います。

上司は「がんの病後」を心配してくれ、「無理しないように」といつも声をかけてくれました。そのあと「でも、今週中にこの書類を揃えておいてください」と命じられることが多かったですから、自分は戦力として認められているのだ、とホッとし、うれしく思いました。「無理しないように」と矛盾しますけどね。こうした以前と変わりのない職場での生活が体力回復に役立ったのかもしれません。職場への行き帰りが足腰の筋力を回復させてくれましたから、とくにいま運動は行ってい

ません。抗がん剤治療中にたまたま犬をあずかることになって、その犬を散歩させるのがよい運動になっていると思います。

最後に、最近がんが見つかった方や、現在、治療中の患者さん・ご家族に申し上げることがあるとすれば、「がん＝死」ということはまったくないということです。

もちろん、がんのタイプや病期などもあるので一様には言えないでしょうが、「治る」と信じたほうが絶対、治療の効果は上がると思います。治療中も病後のケアも、飽きたり、あきらめたりせずに前向きに続けることが大切だと思います。

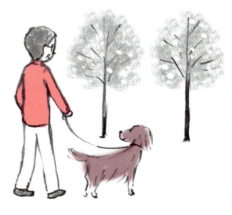

ケース2
Bさん
（女性・70歳）

わたしが術後に気をつけていること

病気回復の秘訣は、やりたいことを楽しんですること

開腹手術と抗がん剤治療を経て、充実した生活を送っているBさん。ストレスをためないように生きるには、やりたいことをがまんしないことが大切です。

患者さんのプロフィール

家　　族	夫と娘
病　　期	直腸がん　ステージⅢb
手術の種類	超低位前方切除＋回腸人工肛門増設、6カ月後、回腸人工肛門閉鎖
抗がん剤治療	mFOLFOX6を12クール施行（完遂）
術後の期間	約6年間経過

冷静に受け入れたわたしと、動揺した夫

長野県に実家があるわたしは、母が亡くなったあと認知症の父の介護をし、最期を看取りました。

認知症というものを目の当たりにしてきたわたしにとって、「がん」はやっかいな病気ではなく「がんで死ねるほうが認知症よりよいのでは」という思いがあります。

ですから、診断を受けたとき大きなショックはなく、冷静に受け入れられたように思います。ほかの人にそれを言うと「変じゃないの」「強いのね」などと言われますが、わたしにとって「がん」は、ほんとうに自然に受け入れることができたのです。「わたしはがんで死ねるんだ。よかった」と。

夫には「どのように話したらよいのか」のほうが重要なテーマでした。彼はどう受け止め、受け入れてくれるでしょうか。思ったとおり、夫のほうがオタオタと動揺し、長い間落ち込み、何もしてくれない、というよりできない様子でした。

夫は、わたしが集中治療室にいるときは毎日病院に来てくれましたが、少し容態が落ち着いてくると「毎日来なくていいわよ」のことばを真に受けたのか、安心したのか来ない日もありました。たまに来ても、ほかの患者さんとおしゃべりをしたりで、何を考えているのかよくわからない人です。

抗がん剤治療のあと3〜4日は
とても起きられません

退院後、すこし経ってから抗がん剤治療を始めました。治療日から3〜4日は気分が悪く、吐き気で何も食べられなくなりほとんど寝ていました。

夫は何をしてくれるでもなく家にいるのですが、わたしが食べることができない状態を心配しているのか？ いないのか？ いっしょに体重が落ちていきました。やはり食欲がなかったようで、朝起きると昨日買ってきた夕食が手をつけずに残っていたこともありました。

わたしはといえば、抗がん剤治療の日を含めて、ひと月に10日くらいは体調が悪い日がありましたが、体調がいいときは逆に毎日のように出歩き、気分転換をしていました。

人工肛門のほうが
良かった？

病気の治療をするにあたり、インターネットなどでいろいろな情報を入手し手術後の生活などの知識をつけていたつもりでしたが、ひとつだけ「こんなはずじゃなかった！」ということがあります。

人工肛門のパウチをつけているときはなんでも食べられましたが、人工肛

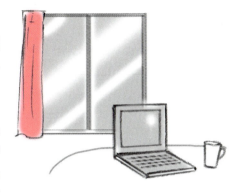

門を閉鎖し、自力で排泄するようになったときに感じたストレスはがんの診断を受けたとき以上のものでした。

とにかく、食べたら必ず出ますから頻繁にトイレに行かなければなりません。外出するにも出かけた先で食事するにも気をつけなければならないし、旅行に行きたくてもせいぜい1泊がよいところです。

夜中に何度もトイレに行ったりして慢性的に睡眠不足になると、パウチをつけているほうがよかったのでは？ と思ったこともあります。

6年たったいまでも、この排泄問題がいちばんの悩みですね。

食事は作るわたしが
好きなもので

病気になる前はアイスクリームや、てんぷらが大好きでしたが、いまはすぐ

Bさんの食事

朝（パン食が基本）
* 食パン
* リンゴ　1/4個
* バナナ　1/2本
* ヨーグルト
* 鶏肉　2〜3切れ

※鶏ムネ肉を塩麹で味付け、ラップにくるんでボイルしたものを作り置きしている

昼（めん類が多い）
* うどん
* 焼きそば

※夫と2人分で作りやすい分量

夜（和食が基本）
* みそ汁
* 肉or魚
* 野菜炒め
* さといもの煮物
* かぼちゃの煮物
* 長いも

※ごはんは摂らずに野菜をたっぷり食べる

栄養面でのアドバイス　朝食のフルーツやヨーグルトは、腸内環境を整えるのに役立ちそうです。また、野菜とタンパク質食材を一緒に摂れるうどんや焼きそばなどは、1皿でも栄養バランスを整えやすい便利なメニューだと思います。

に下痢をするので食べなくなりました。

　娘に「お母さんの作るきんぴらごぼうがおいしい」と言われ、作ってはみたけれど自分では食べません。揚げもの、冷たいもの、繊維質のものなどは自然と作らなくなりました。家族も同じ食事を摂っていますが文句も出ません。

　手術後まもないころは病院仲間やインターネットの情報から「○○がいい」と聞けば試してみたりもしましたが、冷たいジュースなどは季節が寒くなると自然にやめてしまいました。病院では刺激物以外は何を食べてもよいと言われていたので、いまはあまり気にせず、好きなものを食べています。

　とくに最近では、肉も鶏だけでなく、豚肉や牛肉、魚も野菜もいろいろ食べます。かぼちゃやおいもの煮物なども好きなのでたくさんの種類を作ります。食べる量がやや少なめにはなりましたが、お料理は好きなので食事ストレスは感じていません。

民生委員にボランティア、やりたいことはたくさんあります

　父を看取り少し時間ができてから、地域の民生委員をしていました。民生委員の任期は3年で、病気が見つかっ

たときは1期目の途中でした。1期目が終わるとき、だれもが「病気をしたのだから、これで辞めるのでは……」と思われたようですが、わたしは辞めたくなかったのです。

入院中に、わたしの担当している高齢者の方が心配して自宅に電話をくれたり、回復して久しぶりにお会いしたら「やせちゃって、だいじょうぶなの？」と言ってくださったときは本当にうれしくて、民生委員をやっていてよかったとつくづく思いました。

先輩に民生委員を続けたいとのことを相談したら、「続けたらいいじゃないの。できなくなったらそのとき考えれば」と背中を押していただき、2期目の委員を引き受けることにしました。

もうすぐ3期目が終わり4期目もお引き受けすることにしました。

ほかにも茶道関係と障害者関係のボランティアをやっています。いろいろな人々と接しながらお役に立てることで、わたし自身のためにもなっていると思い、充実した毎日です。

ウォーキングも日課に取り入れて

病気になる前から1日5000歩を目標にウォーキングをしていました。入院中も病院の廊下を5000〜6000歩、毎日歩いていました。退院後も体力を回復・保持するためにウォーキングは続けています。

目標をもって歩くほうが達成感も得られるので最初の目標は8000歩。いまは歩数は少なくなりましたが、公園内でポールを持って歩くノルディックウォーキングのサークルでウォーキングを楽しんでいます。

以前、夫といっしょに歩いたこともあったのですが、歩くペースが合わないのでお互いにつらいですね。夫は、ひたすら歩かずに立ち止まっては風景を眺め、短歌を詠んだりするのが好きです。いっぽうわたしは短歌には興味がもてないので趣味が合いません。お互いの趣味は尊重しあうのが長年連れ添った夫婦円満の秘訣でしょうね。

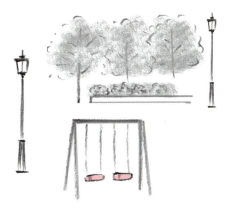

ケース3 Cさん（男性・47歳）

わたしが術後に気をつけていること

術後に３人目の子が生まれたので、がんばらないと

一時帰国中に行った検査でカルチノイド腫瘍が見つかったCさん。一時的にストーマを経験したものの食事制限はとくになく、ストーマ閉鎖後は排便のリズムを整える食事を心がけています。

患者さんのプロフィール

家族	妻と母、3人の子
タイプ	直腸カルチノイド腫瘍（悪性）
手術の種類	腹腔鏡補助下超低位前方切除（器械吻合）＋回腸人工肛門造設、3カ月後回腸人工肛門閉鎖
術後の期間	約5年間経過

がんが見つかったのは、中国から一時帰国したとき

技術者として東南アジアや中国に単身赴任していましたが、一時帰国時の大腸内視鏡検査で直腸にポリープが見つかりました。中国に戻る日が迫っていたために切除は行わず、数カ月後に日本へ戻り、ポリープ切除のため再度内視鏡検査を行った際にがんの可能性を指摘され、切除手術を受けました。そこで病理検査をしたところ「カルチノイド腫瘍」であることがわかり、紹介を受けた大学病院で再度病理検査をし、リンパ節転移リスクのある「カルチノイド腫瘍」と診断されました。

診断結果を聞いたときはショックを受けましたが、担当医からは深刻度の低いがんであるという説明を聞いたこともあり、ドラマのように青ざめるようなことはありませんでした。

家に帰ってネットで調べてみたら、「がんもどき」と言われることもあるようで、その後も死を想像したことは一度もありませんでした。

父を大腸がんで亡くしている母はそれなりに心配だったと思いますが、担当医から受けた説明をきちんと伝えると、妻ともども冷静に受け止めてくれたようです。

３カ月のストーマ生活のときに心がけたこと

「がん」そのものについては大きな

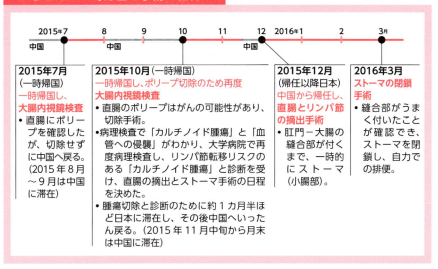

不安はなかったのですが、発症した場所が肛門近くだったため、一時的に肛門を閉鎖し回腸にストーマ（人工肛門）を造設しなければいけなかったのがショックでした。一時的なものでしたが、担当医からは「がん」がもう少し大きかったら永久人工肛門になっていたと言われました。

ストーマを造設していた期間は3カ月ですが、最初のころは「刺激の強い食品」「刺身などの生もの」「海藻類」は控えるように指示されました。もちろんお酒もしばらく飲みませんでした。

その後、体力が回復し普通に通勤するようになると、少しずつなら何を食べてもよいし、お酒も飲んでもよいと、言われました。それからは好物の刺身を肴に一杯ということもありました。

ただ、ストーマ造設中は肌に着けた透明なパウチの中身が見えるので、脂ぎっていたら、しばらく肉は控えようとか、黒々としているのは夕飯の赤ワインのせいだと、見ることで量を控えたほうがよい食品の見当がつくようになりました。まるで、本物の腸の中をのぞいているようでした。

それから、発酵食品は避けました。何度か経験してわかったのですが、食品によって内容物が発酵しパウチを膨らませ、そのせいで中身がこぼれ出てしまうこともありました。

食品とは別のことですが、ストーマ

Cさんの食事

朝（パンかおにぎり）

* 食パン＋野菜ジュース＋コーヒー
  （おにぎりのときは味噌汁、漬物など）

昼（弁当）

* しょうが焼き
  野菜炒め（夕飯のおかずが多い）
* このほか、鮭の塩焼き、卵焼き、ウインナー

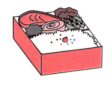

夜（和食）

* 冷奴
* 野菜炒め（あるいは野菜サラダ）
* 肉あるいは魚料理
* お酒（ビール500㎖・あるいは焼酎2杯・ワイン300～400㎖いずれか）

※お酒を飲むときはごはんは食べない

栄養面でのアドバイス

「3食必ず摂る」のはとてもよい食習慣です。お酒とともに楽しむ夕食も、栄養バランスを考えたメニューになっていますね。野菜料理は、炒めものやサラダのほか、煮ものや蒸し料理などもおすすめです。

でいちばん困ったのは、パウチに接触した皮膚がかぶれることでした。かゆみ止めのベビーパウダーを塗布するとき、上部は自分でできるのですが下のほうは塗れないので、化粧ブラシで妻に塗ってもらっていました。

それから、人工肛門をつくっている間、肛門周辺の筋力が低下します。そうなると、自身の肛門を使うようになったとき上手に排便ができなくなるから、毎日肛門を開閉するイメージでリハビリを行うように、と担当医に言われました。それは忠実に守っています。いまでも、肛門の開閉トレーニングは続けています。

ストーマを閉じてから排便の管理が生活の大きなテーマに

がんの切除手術から約3カ月後、無事にストーマを閉じ自力で排便できるようになりました。ところが、排便の苦労がはじまったのはここからです。最初は1日30回も排便がありました。通勤途中や仕事中にもよおすのは当たり前で、就寝後も便意がやってくるので、夜ゆっくり眠れないのには弱りました。お尻を拭くと血がにじんできて痛いのにも困りました。

担当医に相談すると、徐々に減るから問題ない、ということでした。確かに、30回が20回に、さらに10回にと

減って、いまでは10回以内の日がほとんどです。

だからといって、病気の前と同じように気にならないかといったらそうではなく、排便は生活の中で大きなテーマです。週に1〜2回は夜、排便のために睡眠不足になることもあります。

これは、ほかの大腸がんの経験者なら同じだと思いますが、便がたまっていく感覚がわかるので、たまっていったら早めにトイレに行く習慣がつきます。また、排便のリズムを崩しやすい食品もあるので、適宜とったりとらなかったりすることが大事です。一般的には刺激の強い食品、揚げ物、肉類などは避けたほうがよい食品と言われますが、わたしの場合は揚げ物や肉はとくに気になりません。根菜類が豊富に入ったけんちん汁が排便のリズムを整えるのによい食品のように思え、よく食べます。

1日3食摂るのが術後の食生活の基本

ストーマを閉じてから食事で心がけたのは、「刺激の強い食品」は避けることと、3食必ず摂ることです。それから病後に食べられなくなったのがトマトの皮です。トマトの皮はパウチに引っかかったりして始末が悪かったので す。それがトラウマになっていまでも肛門に張り付くようなイメージがあって食べられません。トマトは必ず皮を剥いてから食べています。

朝は軽くおにぎりかパン食。昼は妻の手づくり弁当です。会社の食堂でも食べられますが、やはり妻が心配してくれ、弁当にしています。夕飯は肉か魚をメインに、必ず食べるのが好物の豆腐です。それを肴にビールかワイン、あるいは焼酎とその日の気分によって選び、飲んだ日はカロリーが多いのでご飯は食べません。

術後5年経過して感じるのは、同じ大腸がんの患者さんでも、体調や年齢によって「理想的な療養生活」は違うのではないかということです。健康を維持する食事や生活のしかたはそれぞれ少しずつ違うのではないか、自分に合った生活や方法を見つけていくのが、大事なのでないかとこのごろ考えるのですが、どうでしょうか?

最後に、この5年間で変化したことは、この先はわかりませんが、とりあえず国内勤務になったことと、3人目の子が生まれたことです。仕事もがんばらなくてはいけないので、「がん」ばかり気にしているわけにはいきません。

175

●監修者
上野 秀樹（うえの ひでき）
防衛医科大学校外科学講座教授　専門：消化器外科（特に大腸癌の治療と外科病理）。1964年生まれ。1990年3月防衛医科大学校卒業。日本外科学会認定医、専門医、指導医。現在、大腸癌研究会「大腸癌取扱い規約 規約改訂委員会」委員長、「大腸癌治療ガイドライン作成委員会」委員。「患者さんのための大腸癌治療ガイドライン 2014年版」作成委員。

レシピ・料理作成・栄養計算／大越郷子（管理栄養士）
編集協力／株式会社耕事務所
執筆協力／野口久美子　稲川和子
カバーデザイン／上筋英彌（アップライン）
本文デザイン／納富恵子（スタジオトラミーケ）
イラスト／小林裕美子　山下幸子
撮影／松久幸太郎

◆再発・悪化を防ぐ　安心ガイドシリーズ
大腸がん 病後のケアと食事

令和元年9月20日　第1刷発行
令和6年10月1日　第3刷発行

監　修　者	上野 秀樹
発　行　者	東島 俊一
発　行　所	株式会社 法研

東京都中央区銀座1-10-1（〒104-8104）
電話 03（3562）3611（代表）
http://www.sociohealth.co.jp

印刷・製本　研友社印刷株式会社

0102

小社は㈱法研を核に「SOCIO HEALTH GROUP」を構成し、相互のネットワークにより、"社会保障及び健康に関する情報の社会的価値創造"を事業領域としています。その一環としての小社の出版事業にご注目ください。

©HOUKEN 2019 Printed in Japan
ISBN978-4-86513-615-9　定価はカバーに表示してあります。
乱丁本・落丁本は小社出版事業課あてにお送りください。
送料小社負担にてお取り替えいたします。

JCOPY〈出版者著作権管理機構 委託出版物〉
本書の無断複製は著作権法上での例外を除き禁じられています。複製される場合は、そのつど事前に、出版者著作権管理機構（電話 03-5244-5088、FAX 03-5244-5089、e-mail：info@jcopy.or.jp）の許諾を得てください。